U0213616

·最新版·

实用高血压诊断与治疗

SHIYONG GAOXUEYA ZHENDUAN YU ZHILIAO

（第2版）

主　编　郑琼莉　祝　炜
副主编　文　飞　夏　雯　周　军
编　者（以姓氏汉语拼音为序）

昌　薇	戴　榕	邓次妮	狄　鸣
段刚峰	方　勇	冯　莹	贺立群
黄　薇	柯于鹤	雷　健	冷　沁
李佐民	刘嘉文	刘　娟	刘　霖
刘缨红	罗　兵	马　艳	毛莉娜
彭燕琼	田立群	王　超	王　玉
文　飞	夏　雯	夏艳芳	徐全胜
薛　莎	张　帆	郑　俊	郑琼莉
郑　蓉	周　军	祝　炼	祝　炜

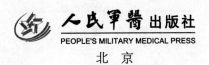

人民军醫出版社
PEOPLE'S MILITARY MEDICAL PRESS
北　京

图书在版编目（CIP）数据

实用高血压诊断与治疗/郑琼莉，祝炜主编. —2 版. —北京：人民军医出版社，2014.1

ISBN 978-7-5091-7268-1

Ⅰ.①实… Ⅱ.①郑… ②祝… Ⅲ.①高血压－诊疗 Ⅳ.①R544.1

中国版本图书馆 CIP 数据核字（2013）第 306490 号

策划编辑：焦健姿　文字编辑：张朝阳　韩　志　责任审读：陈晓平
出版发行：人民军医出版社　　　　　　　经销：新华书店
通信地址：北京市 100036 信箱 188 分箱　邮编：100036
质量反馈电话：（010）51927290；（010）51927283
邮购电话：（010）51927252
策划编辑电话：（010）51927271
网址：www.pmmp.com.cn

印、装：北京国马印刷厂
开本：710mm×1010mm　　1/16
印张：11.75　　字数：213 千字
版、印次：2014 年 1 月第 2 版第 1 次印刷
印数：0001—3500
定价：29.50 元

内容提要

　　本书从基础、临床及护理等方面对高血压的中西医结合研究进行了综合论述。全书共分 9 章，分别为高血压概述、发病机制、动态血压监测、临床评价及诊断步骤、非药物和药物治疗，高血压时间治疗学、顽固性高血压的诊断治疗和高血压的护理。本书既注重基础理论知识的介绍，又紧密联系临床工作实际，反映了高血压中西医结合研究发展的前沿。内容新颖，实用性强。本书可供临床各科医师、科研工作者及中西医院校师生参考。

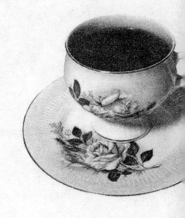

～第2版前言～

高血压是严重危害人类健康的主要心血管疾病，是中国人群首位死因——心脑血管疾病的第一危险因素。在我国其流行病学特征有"三高三低"：即发病率高、致残率及病死率高；知晓率、治疗率及控制率低。尤其值得关注的是，随着我国人口老龄化的加速，高血压的发病率必将继续上升。鉴此，2006年12月我们主编了《实用高血压诊断与治疗》一书，该书出版后受到广大读者的热烈欢迎和国内一些专家的好评，这是对我们的极大鼓励和支持，也是促使我们继续修订本书的动力。

《实用高血压诊断与治疗》出版迄今已逾6载，有关高血压病的理论研究和临床诊治都有了不断的发展，新观点、新疗法不断涌现。为及时反映国内外的最新进展，更好地满足广大读者的需要，我们对《实用高血压诊断与治疗》一书进行了修订再版，并本着充实、提高、更新的原则，重点参考《2010年中国高血压防治指南》，结合国内外最新研究进展，力求充分反映当代在高血压领域的新观点、新成就、新进展，同时又注重实用，注意总结自己的研究成果和实践经验，使之具有先进性、科学性和指导性。

为了保持与《2010年中国高血压防治指南》的一致性，新版书对原有的各章大都作了一定的补充修改。在格式与体例上仍保持原貌，突出新颖和实用的特点。如第1章高血压概述中的表1-1血压的定义及水平分类、表1-2影响高血压患者心血管预后的重要因素和第6章高血压药物治疗中的图6-1初诊高血压患者的评估及监测程序，完全遵照了《2010年中国高血压防治指南》。在第2章高血压的发病机制中补充了阻塞性睡眠呼吸暂停低通气综合征及药物性高血压的相关内容。在第 6 章高血压药物治疗的中医药治疗一节中增加了具有降压功效的单味中药，同时增加了高血压防治管理一节。在第 7 章高血压时间治疗学中，对血压的昼夜节律性进行了补充，增加了血压波动的类型图，并对如何根据各类降压药在体内的有效时间选择用药时间作了详细的介绍。

本版书仍然从中西医结合的视角组织编写。为进一步提高本书的编写质量，邀请了著名老中医薛莎教授和从事中医药基础及临床研究的同道参加了修订。在此一并表示衷心感谢。

中西医结合是我国临床医学的独特优势，我们在中西医结合防治高血压方面积累了数十年的经验，有较厚实的临床和科研基础。本书正是在结合部分名老中医经验荟萃的基础上，结合作者多年的临床研究心得和体会编写而成。力求准确、系统地反映近代中西医结合治疗高血压的概况，并着眼于临床实用性和创新性。

谨向在本书中被引用资料的国内外专家及为本书付出辛勤劳动的同道们深表谢忱！

由于我们水平有限所致遗漏和谬误之处，恳请广大同仁批评指正。

武汉市中西医结合医院　郑琼莉

～目 录～

第1章

高血压概述

　　高血压是严重危害人类健康的主要心血管疾病，其发病率高。我国和发达国家一样，面临着高血压患者日益增多的趋势。按 2010 年我国人口的数量与结构推算，目前我国约有 2.6 亿高血压患者，每 10 个成年人中有 2 人患有高血压，但与发达国家相比我国高血压患者总体的知晓率、治疗率和控制率仅分别为 30.2%、24.7%、6.1%。值得关注的是，随着全球人口老龄化的加速，高血压的发病率将继续上升，估计我国每年新增高血压患者 1000 多万人，其中中青年患者已经从 1991 年的 29% 增加到 2002 年的 34%，是我国高血压患病率持续升高和患病人数剧增的主要来源。与此同时，与高血压相关的并发症，如心、脑、肾等靶器官的损害，将是患者致残或死亡的直接原因。为此，世界卫生组织与国际高血压学会（WHO/ISH）指南起草委员会根据大量流行病学资料和一系列大规模临床试验的结果，于 1999 年正式发表了全球性的高血压治疗指南，即《1999 年 WHO/ISH 高血压治疗指南》；2003 年 5 月美国公布了国家高血压预防、诊断、评价与治疗联合委员会的第七次报告（JNC7）——高血压预防与治疗的新指南。同年 6 月欧洲高血压协会——欧洲心脏协会公布了《高血压治疗指南 2003（ESH/ESC 2003）》。

　　中国高血压联盟根据我国国情于 1999 年颁布了《中国高血压防治指南（试行本）》，2005 年根据国内外心血管流行病学调查资料及国情颁布了《中国高血压防治指南（2005 年修订版）》。中国高血压指南 2010 年修订版是在 2005 年的基础上完成的，修订过程中，多位专家提供了对于指南如何实施，如何切合我国国情的真知灼见。其中包括：①对高血压防治的趋势与思考，高血压防治的整合，跨学科合作及战线前移；②组织长期临床观察性研究以总结出适应我国人群的危险分层；③针对我国人群 60% 为盐敏感型及饮食高钠低钾的特点建议开展限盐补钾活动，政府有关部门、学术团体和企业联合启动了以限盐为主的健康行动；④我国有研究提示，高血压人群中 75% 伴有高同型半胱胺酸，而叶酸可降低血浆中同型半胱胺酸的浓度，预防卒中。

第一节　高血压的定义及分类

　　高血压是指以体循环动脉压［收缩压和（或）舒张压］持续升高为主要表现的一系列临床症状的综合征。虽然血压高低与症状轻重并不呈正比，但无论是从确定血压升高到临床诊断高血压，还是指导高血压患者的治疗到评价降压治疗的效果，均以血压值为主要依据；而且，从大规模的临床试验结果中，使我们充分地认识到，有效治疗高血压就能降低一系列的心脑血管疾病的发生和发展。因此，正确确定高血压尤为重要。

一、高血压的定义

　　高血压的定义是人为规定的。统计显示，人群血压水平是呈连续性正态分布的。由于循证医学的飞速发展，使高血压的定义不断得到修改和完善。1999 年世界卫生组织和国际高血压学会（WHO/ISH）根据大量循证医学结果及流行病学资料，第 4 次修改了高血压治疗指南，并确定了新的高血压定义和诊断分级标准，规定血压 SBP/DBP≥140/90mmHg 即为高血压。该指南的新定义将诊断高血压的血压值较以前明显降低。因此，扩大了高血压或正常高限血压的诊断面；但从预防的层面看，可使更多的人被诊断为高血压而引起足够的重视，从而使心脑肾靶器官得到有效的保护。为此，中国高血压联盟的专家们经过讨论，于 1999 年 10 月颁布的《中国高血压防治指南（试行本）》推荐 1999 年 WHO/ISH 的标准为我国高血压的诊断和分级标准。

　　2003 年的 JNC-7 简化了高血压的诊断，将≥18 岁成人的血压水平分为正常血压、高血压前期、1 级高血压和 2 级高血压 4 类，取消了理想血压的界限，将正常血压前移至 120/80mmHg，无收缩期高血压及临界高血压的分类，将 2 级血压和 3 级血压合并，同时强调：①55 岁血压正常的人有 90％的机会以后可能会发展为高血压，血压水平与心血管疾病事件之间的关系是连续线性关系，并独立于其他危险因素，指出年龄在 40－70 岁的个体血压从 115/75mmHg 至 185/115mmHg 的范围内，收缩压每增加 20mmHg 或舒张压增加 10mmHg，其发生心血管疾病的危险相应增加一倍；血压在 130/80～139/89mmHg 的患者，进展为高血压的危险性是低于此危险范围的 2 倍。②对于≥50 岁的患者来说，收缩压的升高是比舒张压升高更主要的心血管危险因素，收缩压的控制远较舒张压控制困难。已公布的大规模临床试验显示，血压的控制率均未超出 60/90 的局限，即收缩压降至＜140mmHg 的控制率 60% 左右，舒张压降至＜90mmHg 的控制率可达 90% 以上。因此，高血压的控制率不满意主要因为收缩压难以控制。大多数患者，至少≥50 岁的患者只要收缩压下降达标，舒张压几乎均可达到满意控制，因此降血压主要是降收缩压。

ESH/ESC 2003（欧洲 2003），仍然维持了 1999 年 WHO/ISH 指南对高血压的定义和分类方法，取消了临界高血压的分类，但提出了不同血压测量方法的高血压诊断标准：即诊所血压≥140/90mmHg，24 小时≥130/80mmHg，白天≥135/85mmHg，夜间≥120/70mmHg，家庭自测血压≥135/85mmHg。诊室血压目前仍是临床诊断高血压和分级的常用方法。

中国高血压联盟的专家们根据中国高血压及其他危险因素的流行病学特点，对 1999 年的指南进行了修改，并于 2005 年颁布了《中国高血压防治指南（修订版）》（中国 2005），2010 年经过修订，颁布了中国高血压指南 2010 年修订版（中国 2010），目前我国采用正常血压、正常高值和高血压进行血压水平分类。以上分类适用于男、女性，18 岁以上任何年龄的成人。根据血压升高水平，又进一步将高血压分为 1 级、2 级和 3 级（表 1-1）。

表 1-1　血压的定义及水平分类（mmHg）

类　别	收缩压		舒张压
正常血压	＜120	和	＜80
正常高值血压	120～139	和（或）	80～89
高血压	≥140	和（或）	≥90
1 级高血压（轻度）	140～159	和（或）	90～99
2 级高血压（中度）	160～179	和（或）	100～109
3 级高血压（重度）	≥180	和（或）	≥110
单纯收缩期高血压	≥140	和	＜90

当收缩压和舒张压分属于不同级别时，以较高的分级为准

3 个指南均明确强调了血压达标的重要性。一般人群降压的目标为＜140/90mmHg，有冠心病心绞痛、糖尿病或肾脏病的高血压患者降压的目标是＜130/80mmHg；脑血管病后血压目标值为 140/90mmHg；妊娠高血压在非药物治疗基础上开始药物治疗的标准为＞150/100mmHg，降压目标是控制在 130～140/80～90mmHg。

目前我国高血压的定义为在未使用降压药物的情况下，非同日 3 次测量血压，收缩压≥140mmHg 和（或）舒张压≥90mmHg。收缩压≥140mmHg 和舒张压

＜90mmHg单列为单纯性收缩期高血压。患者既往有高血压史，目前正在用抗高血压药，血压虽然低于140/90mmHg，亦应诊断为高血压。

由于诊室血压测量的次数较少，血压又具有明显波动性，在不能进行24小时动态血压监测时，需要数周内多次测量来判断血压升高情况，尤其对于轻、中度血压升高者。如有条件，应进行24小时动态血压监测或家庭血压监测。

二、高血压的危险因素评估

纵观3个指南，"美国JNC-7"血压水平分类简明扼要，有利于早期预防和加强干预；但是，虽然强调了心血管疾病的危险性，却淡化了心血管危险分层的评估，不再要求对病人进行全面评估而取消了危险分层，旨在根据血压水平实施强化治疗。而"欧洲2003"和"中国2005及中国2010修订版"不仅强调了对个体血压水平进行评估，还需要对个体的心血管危险因素进行评估。"中国2010"根据我国近年来心血管病流行趋势以及国内外最新循证医学研究成果和各国指南，结合中国自己的特点，在2005年中国高血压指南的基础上进行了补充和修改。"中国2010"影响高血压患者心血管预后的重要因素见表1-2。

表1-2 影响高血压患者心血管预后的重要因素

心血管危险因素	靶器官损害	伴临床疾病
· 高血压（1—3级）	· 左心室肥厚	· 脑血管病
· 年龄 男性＞55岁；女性＞65岁	心电图：Sokolow-Lyon＞38mm 或 Cornell＞2440mm·ms；超声心动图 LVMI：男≥125g/m^2，女≥120g/m^2	脑出血，缺血性脑卒中，短暂性脑缺血发作
· 吸烟		· 心脏疾病
· 糖耐量受损（餐后2小时血糖 7.8～11.0mmol/L）和（或）空腹血糖受损（6.1～6.9mmol/L）	· 颈动脉超声 IMT≥0.9mm 或动脉粥样斑块 · 颈股动脉 PWV≥12m/s	心肌梗死病史，心绞痛，冠状动脉血运重建史，慢性心力衰竭
· 血脂异常 TC≥5.7mmol/L（220mg/dl）或 LDL－C＞3.3mmol/L（130mg/dl）或 HDL－C＜1.0mmol/L（40mg/dl）	· 踝/臂血压指数＜0.9 · eGFR 降低（eGFR＜60ml·min^{-1}·1.73m^{-2}）或血清肌酐轻度升高：男性 115～133μmol/L（1.3～1.5mg/dl）；女性 107～124μmol/L（1.2～1.4mg/dl）	· 肾脏疾病 糖尿病肾病，肾功能受损，血肌酐：男性≥133μmol/L（1.5mg/dl），女性≥124μmol/L（1.4mg/dl）蛋白尿（≥300mg/24h）
· 早发心血管病家族史（一级亲属发病年龄男性＜55岁，女性＜65岁）		· 外周血管疾病 · 视网膜病变

（续　表）

心血管危险因素	靶器官损害	伴临床疾病
• 腹型肥胖（腰围：男性≥90cm，女性≥85cm）或肥胖（BMI≥28kg/m²） • 血同型半胱氨酸升高（≥10μmol/L）	• 微量白蛋白尿：30～300mg/24h 或白蛋白/肌酐比：≥30mg/g（3.5mg/mmol）	出血或渗出，视盘水肿 • 糖尿病 空腹血糖≥7.0mmol/L（126mg/dl）餐后 2 小时血糖≥11.1mmol/L（200mg/dl），糖化血红蛋白≥6.5%

TC：总胆固醇；LDL－C：低密度脂蛋白胆固醇；HDL－C：高密度脂蛋白胆固醇；BMI：体重质量指数；LVMI：左室质量指数；IMT：内膜中层厚度；PWV：脉搏波传导速度；eGFR：估算的肾小球滤过率

表 1-2 较 2005 年指南作了相应的修改和补充：危险因素中去除了"C 反应蛋白"，将糖耐量受损和（或）空腹血糖异常列为影响分层的心血管危险因素；将判定腹型肥胖的腰围标准改为男性≥90cm，女性≥85cm；将估算的肾小球滤过率降低（eGFR）＜60ml/（min·1.73m²）、颈－股动脉脉搏波速度＞12m/s 和踝/臂血压指数＜0.9 等列为影响分层的靶器官损害指标。

三、高血压的危险分层

"欧洲 2003"和"中国 2005 及中国 2010 修订版"均要求对个体进行危险分层和量化预后。前者对正常血压、正常高值也进行了危险分层，同时强调在治疗时也应结合危险分层进行分析考量以决定治疗强度和治疗手段。后者强调高血压患者的治疗决策不仅根据血压水平，还要根据心血管事件绝对危险度的高低。2010 指南仍采用 2005 指南的分层原则和基本内容，将高血压患者按心血管风险水平分为低危、中危、高危和很高危 4 个层次，即强调了危险度分层在高血压诊断和治疗中的重要地位。根据危险因素，靶器官损害及并存的临床情况，对总的心血管危险性简单分层为 4 档（表 1-3）。

表 1-3 量化评估预后的危险分层

其他危险因素和病史	高血压 (mmHg)		
	1 级	2 级	3 级
无	低危	中危	高危
1~2 个其他危险因素	中危	中危	很高危
≥3 个其他危险因素或靶器官损害	高危	高危	很高危
临床并发症或合并糖尿病	很高危	很高危	很高危

1. **低危** 男性年龄<55 岁、女性年龄<65 岁，高血压 1 级、无其他的危险因素者。典型情况下，10 年随访中发生主要心血管事件的危险<15%。

2. **中危** 高血压 2 级或高血压 1~2 级同时有 1~2 个危险因素者。典型情况下，随后的 10 年内发生主要心血管事件的危险为 15%~20%，如果患者为高血压 1 级兼有 1 种危险因素，10 年内发生心血管事件的危险约 15%。

3. **高危** 虽然无其他的危险因素但高血压 3 级或高血压水平 1~2 级同时兼有≥3 个危险因素、兼患糖尿病或靶器官损害者。典型情况下，随后的 10 年内发生主要心血管事件的危险为 20%~30%。

4. **很高危** 高血压 3 级同时有一种以上的危险因素或兼患糖尿病或靶器官损害，或高血压 1~3 级并有临床相关疾病者。典型情况下，随后的 10 年内发生主要心血管事件的危险≥30%。

四、特殊类型的高血压

(一) 单纯收缩期高血压

当平均收缩压≥140mmHg 且舒张压<90mmHg 时称单纯收缩期高血压 (ISH)。常见于老年人，占高血压的 60%。美国预防、检测、评估与治疗高血压全国联合委员会第 7 次报告强调，50 岁以上成人，收缩压 (SBP)≥140mmHg 是比舒张压 (DBP) 更重要的心血管疾病危险因素。65—74 岁的老年人群中高血压患者与血压正常者相比，心血管病危险性增高 3 倍，脑血管意外的危险性增高 2 倍，心血管病病死率增高 2 倍。美国高血压监测和随访 (HDFP) 研究多元回归分析表明，60—69 岁年龄组除外其他危险因素，SBP 每升高 1mmHg，年死亡率增加 1%。收缩压高而舒张压不高甚至低的 ISH 患者治疗有一定难度。如何处理目前没有明确的证据。参考建议：当 DBP<60mmHg，如 SBP<150mmHg，则观察，可不用药物；如 SBP150~179mmHg，谨慎用小剂量降压药；如 SBP≥180mmHg，则用小剂量

降压药。降压药可用小剂量利尿药、钙通道阻滞药、ACEI 或 ARB 等。用药中密切观察病情变化。

（二）年青人的单纯收缩期高血压

某些青少年，尤其男性，身高增长迅速同时动脉富有弹性，增强了主动脉和肱动脉之间正常的压力波增幅，导致肱动脉压升高而舒张压和平均动脉压正常。然而主动脉收缩压正常。

（三）单纯舒张期高血压

在一些年轻成年人中更多见。其定义为收缩压 $\leqslant$ 140mmHg 而舒张压 $\geqslant$ 90mmHg。虽然一般认为舒张压在年龄<50 岁的患者中是最重要的危险因素，对单纯舒张期高血压的一些前瞻性研究显示，单纯舒张期高血压预后良好，但这个问题还存在争议。

（四）白大衣高血压或单纯诊室高血压

15％～20％的 1 级高血压患者只有在医务工作者，尤其是医生测量血压时才升高，而在其他地方包括工作时血压不升高，提示为白大衣高血压，即诊室测量的血压>140/90mmHg 而平均清醒时血压<135/85mmHg。尽管白大衣高血压可见于任何年龄，但更常见于老年人。白大衣高血压现象通常指白大衣效应，定义为诊室和日间动态血压的差别，它存在于大多数高血压患者中，如果采用静态示波装置自动测量和分析患者在诊室安静环境下 15～20 分钟的系列血压，可减少白大衣效应（不能消除）。在存在白大衣效应的患者中，通常存在其他危险因素，应予以相应治疗。一些白大衣高血压可进展为持续性高血压，因而对白大衣高血压患者均应随访。抗高血压药物治疗可降低诊室血压，但不影响动态血压，提示白大衣高血压的药物治疗获益小于持续性高血压。

（五）隐蔽性高血压或单纯动态监测高血压

隐蔽性高血压或单纯性高血压较白大衣高血压更少见，更难发现。表现为诊室测血压正常而其他情况下如工作中或在家中血压升高。常与生活方式有关，如饮酒、吸烟、喝咖啡以及体力活动等。诊室外长期血压升高可引起相关的靶器官损害，如果患者在诊室内测量血压正常，但存在靶器官损害，是隐蔽性高血压存在的线索。有证据表明这样的高血压患者危险性增加。

（六）假性高血压

指袖带法所测血压值高于动脉内测压值的现象（SBP 高≥10mmHg 或 DBP 高≥15mmHg），可发生于正常血压或高血压老年人。当周围肌性动脉由于粥样硬化（通常是钙化）变得僵硬时，袖带内必须有更高的压力去压迫。假性高血压很少见，通常见于老年患者或长期糖尿病或慢性肾功能衰竭患者。

（七）体位或姿势性低血压

体位性低血压的定义是安静站立 3 分钟，收缩压下降≥20mmHg，或舒张压下降≥10mmHg。另一种检测方法是直立倾斜 60°血压有同样幅度的下降，伴或不伴有症状。如果是慢性体位性低血压，血压下降可能是以下疾病的一部分：单纯自主神经衰竭、多系统萎缩、帕金森病、糖尿病并发症、多发骨髓瘤和其他自主神经功能紊乱。自主神经功能衰竭的患者表现为多种自主神经功能异常，其中主要影响存活时间的是血压调节系统的衰竭，尤其是那些合并有卧位高血压的体位性低血压患者。夜间卧位时高血压而立位时低血压导致血压的迅速大幅度波动可使患者晕厥。若合并卧位高血压使患者出现严重的靶器官损害，如左室肥厚、冠心病、肺水肿、心力衰竭、肾功能衰竭、脑卒中和猝死。

（八）儿童与青少年高血压

近年来，我国儿童高血压的患病率直线攀升，目前学龄前儿童高血压患病率为 2％～4％，学龄儿童 4％～9％。其中肥胖是少儿高血压的主要原因，50％以上的儿童高血压伴有肥胖。"中国 2010"指南关于儿童高血压的诊断标准为：2－5 岁＞115/75mmHg，5－10 岁＞125/80mmHg，10－14 岁＞135/85mmHg。我国高血压的防治必须从儿童抓起，从小建立健康生活方式是防治儿童高血压的基础。

（九）妊娠高血压

目前，我国妊娠高血压患病率不断上升，已经达到 5％～10％。妊娠高血压多见于孕 20 周后，尤其 32 周后最多见，孕妇水肿、头晕血压高、蛋白尿是典型 3 大症状。主要原因包括快节奏的生活造成孕妇压力增大、孕期营养摄入不均衡、高龄孕妇数量增多等。一旦确诊，必须在医生指导下治疗以确保母子安全。预防的方法主要有定期到医院做检查以便早发现、早治疗；怀孕期间保持良好心态与精神舒缓；孕前切忌超重，控制在标准体重是妊娠准备的重要内容。

第二节　血压的测量

血压测量是诊断高血压及评估高血压严重程度的主要手段。准确的血压测量对于高血压的诊断、分类和确定与血压相关的危险分层，以及治疗决策的制定至关重要，但不准确的血压测量可导致许多高血压患者的漏诊和误诊。目前主要采用以下3 种方法测量血压。

一、诊所血压测量（诊所血压）

诊所血压目前仍然是临床诊断高血压并进行高血压分级的标准方法，由医护人员在标准条件下按统一的规范进行测量。

（一）血压测量的仪器及方法

虽然测量血压的仪器及方法很多，如听诊法——水银柱式血压计、听诊法——盒式血压计、听诊法——混合式血压计，手指袖带测量法及用于血压检测的示波技术等，但目前诊所血压的测量，仍然首选被认为是临床测量血压金标准的听诊法——水银柱血压计。

（二）血压测量的步骤及需注意的问题

1. **受试者准备**　许多与受试者有关的因素可引起血压测量的偏差。包括室内温度、运动、饮酒或吸烟、手臂位置、肌肉紧张、膀胱充盈、讲话和环境噪声等。患者应脱去袖带部位所有衣物，舒适的坐在椅子上，后背靠着椅背，一只手放在扶手上，双腿不交叉，置于上臂的袖带中央与右心房处于同一水平。首次就诊者应测量双上臂血压，测量时患者要尽量放松，避免谈话。被测量者测量血压前 30 分钟内禁饮咖啡或吸烟，并排空膀胱，至少静坐 5 分钟后再开始测量。

2. **血压计的选择**　选择符合计量标准的水银柱血压计或经国际标准（BHS 和 AAMI）考核合格的电子血压计。测量诊所血压的金标准是汞柱式血压计，但考虑到水银污染环境，某些医院禁止使用这种血压计，而以其他类型的血压计代替。然而由于替代血压计没有被正式接受，诊室测量血压仍常规使用汞柱式血压计，而且这种汞柱式血压计是评价其他非水银血压计准确性的重要工具。

3. **袖带选择**　使用的气囊袖带至少应包裹 80% 的上臂，大多数成年人的臂围 25～35cm，可使用气囊长 22～26cm、宽 12cm 的标准规格袖带（目前国内商品水银柱血压计气囊的规格为长 22cm，宽 12cm）。肥胖者或臂围大者应使用大规格气囊袖带；儿童应使用小规格气囊袖带。

理想的袖带气囊长度是臂围的 80%，宽度至少是臂围的 40%（长宽比 2：1），最近一项研究比较了动脉内压力和听诊血压，结果显示，袖带宽度为臂围 46% 时误差最小，异常肥胖者上臂粗而短，此时可将袖带包在前臂听诊桡动脉音（可能高估收缩压），或者用一个证实有效的腕部血压计。推荐的袖带大小如下。

瘦型成人或少年，袖带尺寸 12cm×18cm（超小号）

上臂围 22～26cm，袖带尺寸 22cm×12cm（成人小号）

上臂围 27～34cm，袖带尺寸 30cm×16cm（标准成人）

上臂围 35～44cm，袖带尺寸 36cm×16cm（成人大号）

上臂围 45～52cm，袖带尺寸 42cm×16cm（成人超大号或大腿袖带）

4. **受试者体位**　血压测量最常用的体位是坐位或仰卧位，但这两种体位所测量的血压有差别。坐位测量的舒张压较仰卧位高约 5mmHg，收缩压相差不大。部分患者需要测直立位血压，一般仰卧位的收缩压较直立位高 5～8mmHg，舒张压高 4～6mmHg。此外，双腿交叉可使收缩压升高 2～8mmHg。每高于或低于心脏水平 2.5cm，血压相差 2mmHg。仰卧位时右心房的位置大约在床与胸骨水平中间，此时如果上臂放在床上，将低于心脏水平，因此，当仰卧位测血压时应在手臂下面垫一枕头。坐位时，右心房水平位于胸骨中点或第 4 肋水平。测量坐位时的上臂血压，上臂应置于心脏水平。特殊情况下可以取卧位或站立位。老年人、糖尿病患者及出现体位性低血压情况者，应加测站立位血压。站立位血压应在卧位改为站立位后 1 分钟和 5 分钟时测量。

5. **左右手臂血压的差别**　几项研究比较了双上臂测量血压值的差别，大部分采用听诊法，发现有差别，但这种差异没有固定的模式，不能以患者的左利手和右利手而定。一项包括 400 人的大型研究显示双上臂没有系统性差异，但 20% 的人血压差别超过 10mmHg。因此，推荐第一次检查时应测量双上肢血压，这有助于检出主动脉狭窄和上肢动脉阻塞。当双上肢血压不一致时，采用数值较高侧手臂测量的血压值。在乳腺切除的妇女，除非存在淋巴水肿，双上臂的血压均可采用。臂间血压差异持续 ＞20mmHg 时高度提示主动脉弓缩窄及上肢动脉闭塞。因此，如果怀疑外周血管病，首次就诊时应测量左、右上臂血压，以后通常测量较高读数一侧的上臂血压。

6. **袖带和听诊器的位置**　应选择与受试者上臂围大小合适的袖带。检查者首先触诊肱动脉，将袖带气囊中部放置于上臂肱动脉的上方。袖带的下缘在肘窝的上方 2～3cm，以便放置听诊器，如果袖带与听诊器接触将会产生噪音，影响测量，听诊器探头应置于肱动脉搏动处。尽管研究显示钟型和膜型听诊器测量结果没有差别，建议最好使用钟型听诊器。使用高质量的短管听诊器是准确测量的关键。

7. **充放气系统**　测量血压时快速充气使气囊内压力达到桡动脉搏动消失后至少再升高 30mmHg，然后以 2mmHg/s 的恒定速率放气（放气速度＞2mm/s 时，测得的收缩压偏低而舒张压偏高。当心率很慢时推荐放气速度为每秒 2～3mmHg 或每搏 2～3mmHg），分别采用柯氏音第 I 时相（第一音）和第 V 时相（消失音）的水银柱高度确定为收缩压和舒张压。但＜12 岁儿童、主动脉瓣关闭不全、甲状腺功能亢进、重度贫血及妊娠等柯氏音不消失者，则以柯氏音第 IV 时相（变音）为舒张压，至少测量 2 次，间隔 1～2 分钟，取 2 次读数的平均值，若 2 次测量的读数相差＞5mmHg，应再次测量，取 3 次读数的平均值。血压单位为 mmHg（1mmHg＝0.133kPa）。使用水银柱血压计测压读取血压数值时，末位数值只能为 0、2、4、6、8，不能出现 1、3、5、7、9，并应注意避免末位数偏好。

8. **测量次数**　当患者进行数次测量时，第一次往往是最高的。因此，每次测量血压至少 2 次，中间间隔 1 分钟，取平均值作为患者的血压。如果 2 次测量值相差＞5mmHg，应再进行 1 至 2 次测量，计算平均血压值。首诊时应测量双臂的血压，取较高一侧的读数，老年、糖尿病及出现体位性低血压者，应加测直立位 1 分钟和 5 分钟后的血压。

总而言之，观察者是精确血压测量的关键。为了确保血压测量的精确性，观察者必须注意以下几点：①接受过正规的血压测量培训；②采用准确、稳定的设备；③认识可能影响受测者血压的相关因素，如紧张和尼古丁摄入；④使受测者处于正确的体位；⑤选择合适的袖带和放置位置；⑥采用听诊或自动示波的方法测量血压，并准确记录测量值。通常建议观察者将血压数值精确至 2mmHg。

二、自测血压

由于自测血压能给医生提供更多的信息，有利于患者了解自己服用降压药物的疗效，提高患者坚持治疗的依从性而增强治疗的主动参与，且有助于鉴别持续性高血压或"白大衣效应"。家庭血压适用于以下几种情况：①一般高血压患者的血压监测；②白大衣高血压识别；③难治性高血压的鉴别；④评价长时血压变异；⑤辅助降压疗效评价；⑥预测心血管风险及预后等。因此，患者家庭的自测血压目前在评价血压水平和制定降压策略上已成为诊所血压的重要补充。但是一定要让患者掌握正确的测压方法和注意事项，推荐使用符合国际标准（BHS 和 AAMI）的上臂式全自动或半自动电子血压计，并应定期校准。家庭自测血压一般低于诊所血压，3 个指南均指出自测血压 135/85mmHg＝诊所血压 140/90mmHg。目前 ESH 家庭血压监测指南建议，应在就诊前连续测量至少 3 天，最好 7 天，每日早、晚各测量血压 2 次，间隔 1～2 分钟。美国心脏协会家庭血压监测指南建议，应连续测量 7 天，每日早、晚各测量血压 2～3 次，间隔 1 分钟。日本高血压学会家庭血压监测指南则认为，家庭血压监测的优势主要来自长期坚持每日测压，每次测量的读数数量并不重要，即便 1 次也可以，而且认为，测量次数较少更有利于长期坚持测压。因此，日本指南建议，长期坚持每日测压，每日早、晚只需测 1 次血压。综合考虑各国指南建议、我国有关研究的结果以及我国居民的生活方式，家庭血压监测中国专家共识建议，家庭血压监测时，应每日早（起床后）、晚（上床睡觉前）各测量 2～3 次，间隔 1 分钟。初诊患者，治疗早期或虽经治疗但血压尚未达标或不稳定患者，应在就诊前连续测量 5～7 天；血压控制良好时，每周测量 1 天。2010 中国指南认为，对于精神高度焦虑患者，不建议自测血压。另外，家中的血压计应定期校对，以保证测压的准确性。

三、动态血压监测

动态血压监测能提供日常活动和睡眠时的血压信息，在临床上可用于诊断白大衣高血压（或白大衣效应）、顽固性（难治性）高血压及发作性高血压或低血压，评估心血管事件的危险性及治疗方案的有效性，但不能取代诊所血压测量。国内推荐动态血压正常参考值：24 小时＜130/80mmHg，白天＜135/85mmHg，夜间＜120/70mmHg。正常情况下，夜间血压均值比白昼血压均值低 10%～20%。

高血压患者有下列情况应考虑动态血压监测：①诊所血压多次读数差别较大；②诊所血压与自测血压读数有明显差别；③诊所血压水平较高，但没有靶血管狭窄；④降压疗效不佳；⑤疑有睡眠呼吸暂停。（测量方法、注意事项及临床意义详见第 3 章）

第三节　中医学对高血压病的认识

一、关于高血压病中医病名的归属

有着数千年历史的中医学虽无"高血压"这一名词，但从其大量文献中所记载的对"眩晕""头痛""肝阳""中风"等证中的有关论述及诊治方案中，可以看出与现代医学的高血压病及其相关并发症的大多数临床症状、体征和治疗方法相近甚至接近或相同。

由于高血压病的临床表现、主证和病程演变不一，以及医家的理论和观察角度各有侧重，以致有关高血压病的记载散见于"眩晕""头痛""肝阳""肝风""中风"等病证中，其中较为中西医学界共识的"眩晕""头痛"与高血压病更为接近。而头痛、眩晕、头胀、心悸、疲劳、失眠、耳鸣、恶心、呕吐、颈强、肢麻、舌强、腰痛、半身麻木、口眼㖞斜、半身不遂等症状，都可以是高血压的表现。

虽然高血压病的临床症状甚多，但头为"诸阳之会""精明之府"，五脏精华之血，六腑清阳之气皆会于头部，故其中以眩晕、头痛等头部症状最为多见。

二、历代中医文献中有关"眩晕"的论述

眩晕在古代文献中称为"掉眩""头眩""眩冒""眩运""风眩""眩""头面风"等。《黄帝内经》中首先有关于眩晕的记载，其称之为，"眩目""眩"。《素问·至真要大论》即有："诸风掉眩，皆属于肝"，提出眩晕与肝的关系，成为后世对高血压病辨证论治的一条重要病机。《素问·玄机原病式·诸风掉眩皆属肝木》曰："风气甚而头目眩运者，由风木旺，必是金衰不能制木，而木复生火，风火皆属阳，多为兼化，阳主乎动，两动相搏，则为之旋转。"对病机进行了进一步阐述。《素问·五常政大论》曰："木太过曰发生。……土疏泄，苍气达。阳和布化，阴气乃随，……其化生，其气美，其政散，其令条舒。其动掉眩巅疾，其经足厥阴少阳，其脏肝脾，其病怒。"《素问·标本病传论》曰："肝病，头目眩，胁支满。"《素问·至真要大论》曰："厥阴司天，客胜则耳鸣掉眩。"《素问·生气通天论》曰："阴气者，大怒则形气绝而血苑于上，使人薄厥"。这些描述与高血压病的临床表现是相符的。《素问·六元正纪大论》则指出："木郁之发……甚则耳鸣眩转"，《灵枢·五乱篇》曰："五行有序，四时有分，相顺则治，相逆则乱，故气乱……于头则为厥逆头重眩仆"，言其与运气的联系。《灵枢·海论》说："肾虚则头重高摇……髓海不足，则脑转耳鸣，胫酸眩冒，目无所见，懈怠安卧……"指出了眩晕与肾、脑密切相关。《灵枢·口问》之："上气不足"；《灵枢·卫气篇》之"上虚则眩"；后世张景岳对其进行了深入的阐释，并以此提出了"无虚不作眩"的著名观点。《灵枢·大惑论》说："故邪中于项，因逢其身之虚，……入于脑则脑转。脑转则引目系急，目系急则目眩以转矣。"说明了外邪导致眩晕的机制。

汉代张仲景认为，痰是产生眩晕的主要原因，开创了因痰致眩的先河。他对眩晕一证虽未有专论，但有"眩""目眩""头眩""身为振振摇""振振欲僻地"等描述，与高血压及其对心、脑、肾损害的部分症状表现较为接近。所载方剂，小半夏加茯苓汤、泽泻汤、苓桂术甘汤、真武汤等为临床治疗高血压病痰浊中阻证、脾虚

湿阻证、脾肾阳虚证所常用。晋·王叔和《脉经·肝足厥阴经病证》曰："病先发于肝者，头目眩，胁痛，支满。"

隋、唐、宋代医家，对眩晕的认识，基本上继承了《黄帝内经》的观点。如隋·巢元方《诸病源候论·风头眩候》说："风头眩者，由血气虚，风邪入脑，而引目系故也。……逢身之虚则为风邪所伤，入脑则脑转而目系急，目系急故成眩也。"唐·王焘《外台秘要》及宋代《圣济总录》亦从风邪立论。唐·孙思邈的《千金方》载曰："夫风眩之病，起于心气不定，胸上蓄实，故有高风面热之所为也。痰热相感而动风，风心相乱……，故谓之风眩。"首先提出风、热、痰致眩的论点。严用和于《重订严氏济生方·眩晕门》中指出："所谓眩晕者，眼花屋转起则眩倒是也，由此观之，六淫外邪，七情内伤，皆能致此，当以外证与脉别之。……及其七情所感，遂使服气不平，郁而生涎，结而为饮，随气上逆，令人眩运，眉棱骨痛……"，第一次提出了六淫、七情所伤致眩说，补前人之未备。陈言《三因极一病证方论》说："方书所谓头面风者，即眩晕是也。……喜怒忧思，致服气不行，郁而所生，涎结为饮，随气上照，伏留阳经，亦使人眩晕欲吐，眉目疼痛，眼不得开，属内所因。"认为眩晕缘由内涎。许叔微《普济本事方·头痛头晕方》说："下虚者肾也，故肾原则头痛。上虚者肝虚也，故肝原则头晕，拘蒙者，如以物蒙其首，招摇不定，目眩耳聋，皆晕之状。"在治疗方面，诸家方书在仲景方药的基础上，又广泛采集，使之益加丰富，如《外台秘要》载有治风头眩方剂 9 首，治头风旋方剂 7 首，《圣济总录》载有治风头眩方剂 20 首。

金元时代，对眩晕一证从概念、病因病机到治法方药等各个方面，继承的同时又有所发展，形成了比较有代表性的理论，并从各个不同的角度阐发和丰富了眩晕的病因病机，指导着后世的临床实践。金·成无己在《伤寒明理论》中除提出了眩晕的概念外，还指出了眩晕与昏迷的区别："伤寒头眩，何以明之？目毛非毛而见其毛，眩非元（玄）而见其元。目毛即为眼花；眩为眼黑。眩也，运也，冒也。三者形俱相近。有谓之眩运者，有谓之眩目者，运为旋转之运，世谓之头旋者是矣，冒为蒙冒之冒，世谓之昏迷者是矣。"金·刘完素在《素问·玄机原病式·五运主病》中给眩晕下的定义是"掉，摇也；眩，昏乱旋运也。"并主张眩晕的病因病机应从"火"立论，即"所谓风气甚而头目眩运者，由风木旺，必是金衰，不能制木，而木复生火，风火皆属阳，多为兼化，阳主乎动，两动相好，则为之旋转。"（《河间六书·头眩》）。张子和则从"痰"立论，认为："眩晕眼涩，胸中有宿痰。"提出吐法为主的治疗方法，他在《儒门事亲》中说："夫头风眩运……。在上为之停饮，可用独圣散吐之，吐讫后，服清下辛凉之药。凡眩运多年不已，胸膈痰涎壅盛，气血颇实，吐之甚效。"李东垣《兰室秘藏·头痛》论曰："恶心呕吐，不食，痰唾稠枯，眼黑头眩，目不能开。如在风云中……，即是脾胃气虚，浊痰上逆之眩晕，主以半夏白术天麻汤。"并说："足太阳痰厥头痛，非半夏不能疗，眼黑头眩，风虚内作，非天麻不能除。"元·朱丹溪更力倡"无痰不作眩"之说，如《丹溪心法·头眩》说："头眩，痰挟气虚并火，治痰为主，挟补气药及降火药。无痰不作眩，痰因火动，又有湿痰者。"朱丹溪很重视多种病因共同对眩晕产生的影响，他认为，"无痰不作眩，痰因火动，又有痰湿者，有火痰、七情郁而生痰火，随气上原，此七情致虚而眩晕也。"因此，强调综合治疗原则。如他提到"痰在上，火在下，火炎上而动其痰也，此证属痰者多，盖无痰不能作眩也。虽有因风者，亦必有痰。又曰：火动其痰，二陈汤加黄芩苍术羌活，挟气虚者，亦以治痰为主，兼补气降痰药"。"眩运者，中风之渐也。如肥白人气虚而挟痰者，四君子汤，倍蜜炙黄芪，加半夏锅红，或少加川芎、荆芥穗，以清利头目也。黑瘦人二陈汤加片芩、薄荷，入竹沥姜汁童便服"，"体瘦血虚而痰火兼盛者，二陈汤合四物汤加片芩、薄荷，煎入竹沥、姜汁、童尿服。"就是祛痰除湿、泻火清热兼补血之代表方。除了痰火以外，丹溪亦阐述了淫欲过度，吐衄崩漏等因虚致眩的机制，他说："……七情郁而生痰动火，随气上照，此七情致虚而眩运也。淫欲过度，肾家不能纳气归原，使诸气逆奔而上，此气虚眩运也"。

明、清两代对眩晕的论述日臻完善，对眩晕病因病机的分析，虽各有所侧重，合而观之则颇为详尽。如明·徐春甫的《古今医统大全·眩运门》在病机上分为两大类。一是不足之证，气虚、血虚或气血虚，"七情郁而生痰动火，气因上厥，此七情致虚而眩运也。淫欲过度，肾家不能纳气归元，使诸气逆奔而上，此气虚眩运也"，"《玉机微义》云：眩运一证，皆称为上盛下虚也所致，而不明言其所以然之故。夫所谓虚者，气血虚也，所谓盛者，痰涎风火也"，并说"肥人眩运，气虚有痰，瘦人眩运，血虚有火，……故针经云：上虚则眩"指出了体质与高血压病辨证论治的联系。二是有余之证，即痰涎郁结、风火所动或"外感所得者"，并着重指出"四气乘虚""七情郁而生痰动火""淫欲过度，肾家不能纳气归元""吐血或崩漏，肝家不能收摄营气，"是眩晕发病之常见原因。刘宗厚《玉机微义》，李梴《医学入门》等书，对《黄帝内经》"上盛下虚"面致眩晕之论，作了进一步阐述。认为"下虚者乃气血也，上盛者乃痰涎风火也"。张景岳则特别强调因虚致眩。认为"无虚不作眩"、"眩晕，掉摇惑乱者，总于气虚于上而然。"张景岳在《黄帝内经》上虚则眩的理论基础上，对下虚致眩作了论述，他在《景岳全书·眩晕》中说："头眩虽属上虚，然不能无涉及于下，盖上虚者，阳中之阳虚也；下虚者，阴中之阳虚也。阳中之阳虚者，宜治其气，如四君子汤、五君子煎、归脾汤、补中益气汤；若呕吐者，宜圣术煎加人参之类是也。阴中之阳虚者，宜补其精，如五福饮、七福饮、左归饮、四物汤之类是也。然伐下者必枯其上，滋苗者必须灌其根。所以凡治上虚者，犹当以兼补气血为最，加大补元煎、十全大补汤诸补阴补阳之剂。俱当酌宜用之。"还说："眩运一证，虚者居其人九，而兼火兼痰者，不过十中一、二耳。"他在列举许多眩晕虚证后，解释痰饮眩晕也是脾虚所致，仍是余中之不足。景岳反对河间及丹溪的"痰"因说，曰："求其言实之由，不过谓头重者为上实，而不知头本不重于往日，而惟不胜其重者，乃甚于往，上力不胜，阳之虚也"。陈修园则在风、痰、虚之外，再加上火，从而把眩晕的病因病机概括为"风""火""痰""虚"四字。此外，明·虞抟提出"血瘀致眩"的论点，值得重视。虞抟在《医学正传·四卷·眩运》中说："外有因坠损而眩冒者，胸中有死血迷闭心窍而然，是宜行血清经，以做其瘀结"，对跌仆外伤致眩晕已有所认识。

关于眩晕的治疗，此期间许多类书著作。集前人经验之大成，条分缕析，颇为详尽。如《医学六要·头眩》即分湿痰、痰火、风痰、阴虚、阳虚、气虚、血虚、亡血、风热、风寒、死血等证候立方。《证治汇补·眩晕》曰："以肝上连目系而应于风，故眩为肝风，然亦有因火、因痰、因虚、因暑、因湿者"，归纳眩晕的病因为：湿痰、肝火、肾虚、血虚、脾虚、气郁、停饮、阴虚、阳虚等。薛己在《薛氏医案》中列举了多种眩晕类型及其治法，脾肺气虚用补中益气汤，肝肾阴虚用六味地黄丸，肾气虚主以八味地黄丸，血虚用四物汤加参、术、芩，气虚用四君子汤加归、芪，脾虚有痰，用半夏白术天麻汤。张三锡总结眩晕的病机实质为"上实下虚所致，所谓下虚者，血与气也，所谓上实者，痰火泛上也"，并且提出"急则治痰火，缓则治元气"的重要原则。程国彭除总结了肝火、湿痰、气虚、肾水不足、命门火衰等眩晕的治疗大法外，并着重介绍了以重剂参、附、芪治疗虚证眩晕的经验。叶天士《临证指南医案·眩晕》华岫云按，认为眩晕乃"肝胆之风阳上冒"，其证有挟痰、挟火、中虚、下虚之别，治法亦有治胃、治肝之分，"火盛者先生用羚羊、山栀、连翘、花粉、玄参、鲜生地黄、牡丹皮、桑叶以谓泄上焦窍络之热，此先从胆治也。痰多者，必理阳明。消痰如竹沥、姜汁、石菖蒲、橘红、二陈之类；中虚则兼用人参，外台茯苓饮是也；下虚者，必从肝治，补肾滋肝，育阴潜阳，镇摄之治是也。"

另外，元、明、清部分医家还认识到某些眩晕与头痛、头风、肝风、中风诸证之间有一定的内在联系，如朱丹溪云："眩运乃中风之渐"，对"肥白人"提出应用四君子汤治疗，以防止中风之发生。虞抟云："眩运者，中风之渐也"，张景岳亦谓："头眩有大小之异，总头眩也……。至于中年之外，多见眩仆、卒倒等证，亦人所常有之事。但忽运忽止者，人皆谓之头运眼花，卒倒而不醒者，人必谓之中风中痰。"华岫云在《临证指南医案》按语中更明确地指出："此证之原，本之肝风；

当与肝风、中风、头风门合而参之"。这些论述也是值得注意的。《医学从众录·眩晕》则比较客观的分析各医家的理论,曰:"盖风非外来之风,指厥阴风木而言,与少阳相火同居,厥阴气逆,则风生而火发,故河间以风火立论也。风生必挟木势而克土,土虚则聚液而成痰,故仲景以痰饮立论,丹溪以痰火立论也。究之肾为肝母,肾主藏精,精虚则脑海空而头重,故《黄帝内经》以肾虚及髓海不足立论也。其言虚者,言其病退;其言实者,言其病象,理本一贯。"

三、历代中医文献中有关"头痛"的论述

头痛一证,首载于《黄帝内经》,有"脑风""首风"之名。把头痛病因,责之于外来之邪,因于风寒之气,侵犯头脑而致。《素问·五脏生成》篇认为:"是以头痛巅疾,下虚上实。过在足少阴、巨阳、甚则如肾",《素问·方盛衰论》曰:"气上不下,头痛巅疾"(气者,一阳之气也。气上不下,头痛巅疾。阳气自下而直上于巅顶也),对头痛的病因病机做出了简要的概括。《素问·风论》之:"风气循风府而上,则为脑风""新沐中风,则为首风",提出了脑风、首风的概念;《素问·脏气法时论》曰:"肝病者,两胁下痛引少腹,令人善怒。……气逆则头痛、耳聋不聪、颊肿",言肝气实则怒,怒则气逆,上扰清窍,患头痛。厥阴与督脉会于巅,肝气逆故头痛,少阳气逆故耳不聪而颊肿也。《素问·金匮真言论》曰:"春气者病在头",其意为肝俞在头项,而春气在头者,春气生升,阳气在上也,故病在气者病在头。指出了头痛与运气的联系。《难经·头痛》云:"脉来一呼再至,一吸再至,不大不小,曰平。……前大后小,即头痛目眩",详细描述了头痛的脉象。

宋·崔紫虚《脉诀》曰:"头痛阳弦,……痰厥则滑,肾厥坚实。风寒暑湿,气郁生涎,下虚上实,皆运而眩"。宋·严用列《济生方·头病呼治》:"夫人头者,诸阳之所聚,……则知头面皆属阳部也。且平居之人,阳顺于上面不逆,则无头痛之患,阳逆于上而不顺,冲壅于头,故头痛也"。《丹溪心法》认为:"头痛多主于痰。痛甚者火多,宜清痰降火,用二陈汤,加白芷川芎为主。肾原头痛,其脉举之则弦,按之则坚。有可吐者,可下者。"认为头痛多因与痰与火。《脉因证治·头目痛》曰:"诸经气滞亦头痛,乃经气聚而不行也"。《普济方·头痛附论》曰:"若人气血俱虚,风邪伤于阳经,入于脑中,则今人头痛也",认为气血亏虚,外感风邪乃头痛之因。

元·李杲《东垣十书》将头痛分为内伤头痛和外感头痛。《东垣十书·辨头痛证治大法》言:"如气上不下,头痛损疾者,下虚上实也,过在足少阳巨阳,甚则入肾寒湿头痛也。……凡头痛皆以风药治之者,总其大体而言之也。高损之上,惟风可到,故味之薄者阴中之阳,乃自地升天者也,……先师尝病头痛,发时两颊青

黄，眩运日不欲开，懒言，身体沉重，几冗欲吐。洁古曰：此厥阴太阴合病，名曰风痰。以局方玉壶丸治之，更灸侠溪穴即愈。"

明·徐春甫《古今医统·头痛大法分内外之因》曰："头清自内而致者，气血痰饮五脏气郁之病，……若夫年久偏正头风者，多因内挟痰涎，风火郁遏经络，气血瘀滞之证"。明·张三锡《医学准绳六要·头痛》曰："头久痛，非火即风，隔上有痰也""平人头痛，属火与痰者多"，明言内伤头痛是由痰饮壅盛，风火阻遏，气血郁滞所致。

综上所述，高血压引起头痛的病因病机以内伤头痛为多，且与肝、脾、肾三脏关系密切。《素问·刺热篇》曰："肝热病者，……气逆则庚辛死。其逆则头痛员员。脉引冲头也。"《中藏经·头痛》曰："肝气逆，则头痛耳聋颊赤，其脉沉而急，浮而急亦然。"肝脏之热甚而上逆于头，故头痛而周转也。盖三阳之脉，上循于头，肝热与少阳交争，因脉引上冲于头。《素问·示从容论》曰："于此有人头痛，筋挛，……脉浮面弦，……不知其解。……夫浮而弦者，是肾不足也"。明·戴思恭《证治要诀·头痛》曰："怒气伤肝，及肺气不顺，上冲于脑，令人头痛"。明·李中梓《医宗必读·头痛》曰："顺知新而暴者，但名头痛，深而久者，名为头风。害眼者，经所谓东风生于春，病在肝。目者，肝之窍。肝风动则邪害空窍也。"明·王肯堂《证治准绳·头痛总论》曰："头痛巅疾，下虚上实，过在足少阳巨阳，甚则入肾，徇蒙招尤。目眩耳聋，下虚上实，过在足少阳历阴，甚则入肝。下虚者，肾虚也，故肾虚则头痛。上虚者，肝虚也，故肝虚则头运。徇蒙者，如以物蒙其首，招摇不定。目眩耳聋，皆运之状也。故肝厥头运，肾厥巅痛，不同如此"。

四、如何确定高血压病的中医病名

有人认为，随着时代的进步，中医也应不断吸取当代相关学科特别是现代医学的成果和概念，可以吸收西医学中高血压病这个通俗易懂，具群众基础的病名作为中医病名，而没有必要从医典中寻找旧名称。确定高血压的中医病名，对指导高血压的临床治疗，以致中医的现代化发展都具有十分重要的意义。但对如何确定高血压病的中医病名，目前学术界存在不同的观点。

但也有人认为，病名是中医学长期临床实践中产生和发展起来的重要概念，辨病是中医诊断不可缺少的内容。任何疾病都应有因可查，病机可究，规律可循，治法可依，预后可测。证毕竟只是反映疾病某一阶段的情况，症则只是疾病本质的外在表现，因而通过诊断所确立的病名，代表着对疾病最本质的认识。中医临床是中医学理论指导下的实践活动，诚然，中医学需要与国际接轨，但绝不能用西医病名取代中医病名。因为中西医学是不同的理论体系，中医学的阴阳五行、脏腑经络、气血津液、病因病机等基本概念不同于西医学的解剖、生理、病理概念，把西医的病名搬过来套在中医学的头上，则名实不相符。

为此，国家标准《中医临床诊断术语·疾病部分》，将眩晕分为风眩和虚眩，并将风眩限指高血压病，纳入血压增高这一现代医学的客观指标，将高血压病称为"风眩"病，定义为"风眩以眩晕，头痛，血压增高，脉弦等为主要表现的眩晕类疾病"。风眩之名出自于《诸病源候论·风头眩候》曰："风头眩者，由血气虚，风邪入脑，而引目系故也……诊其脉，洪大而长者，风眩"。以风眩来命名高血压病，较之祖国医学以前将其分属于眩晕、头痛等证，在对高血压病的认识上有了较大的进步。

总之，历代医家在先者学说的基础之上，不断总结，从各个不同的角度阐发和丰富了本证的病因病机及证治的内容，并积累了丰富的诊治经验，为我们进行眩晕的辨证施治提供了坚实的基础。

第 2 章

高血压发病机制

第一节　高血压的发病机制

参与人体血压的调节有诸多神经、体液因子，有中枢神经和周围反射的整合作用，有体液和血管因素的影响。可以说血压水平的保持是一个复杂的过程。高血压的病因和发病机制虽有不少假设得到一些实验室和临床资料的支持，但至今未明。

一、原发性高血压病因及病理机制

目前认为原发性高血压是在一定的遗传易感性基础上经多种后天环境因素共同作用所致。

（一）遗传因素

高血压病的发生具有明显的家族集聚性以及种族的高发性已是不争的共识。双亲均有高血压的正常血压子女（儿童或少年）血浆去甲肾上腺素、多巴胺的浓度明显较无高血压家族史的对照组高，以后发生高血压的比例亦高，发病概率高达46％。国内调查发现与无高血压家族史者比较，双亲一方有高血压病者的高血压患病率高1.5倍，双亲均有高血压病者则高2~3倍，本病患者的亲生子女和收养子女虽然生活环境相同但前者更易患高血压。近年来发现一些基因突变（如血管紧张素、糖皮质激素受体、脂蛋白酶等基因）与高血压有关，对原发性高血压候选基因的观察研究已达150种左右，涉及交感系统、心脏RAA系统、内皮素、生长激素、前列腺素、利钠肽、胰岛素抵抗、下丘脑、垂体轴等诸多方面，但至今尚不能肯定相关基因。高血压的遗传研究由来已久，但观点各异。Hamilton等认为，血压与身高、体重一样有家族遗传性，是多基因遗传，但与后天环境因素关系密切。Platt等认为，高血压按孟德尔显性基因传递规律遗传，即单基因遗传。目前比较一致的观点是，高血压是一种遗传易感性疾病。

关于高血压的基因定位，在全世界进行的 20 多个高血压全基因组扫描研究中，共有 30 多个可能有关的染色体区段，分布在除 13 和 20 号染色体以外的所有染色体上。

流行病学研究表明，高血压病与遗传因素有关，双亲血压正常者，其子女患高血压的概率远低于双亲为高血压者；单卵双生同胞血压的一致性比双卵双生同胞血压的一致性更明显。据统计，人群中 20%～40% 的血压变异是由遗传因素决定的。

近年许多研究还发现了高血压病候选基因。所谓高血压病候选基因是指一些已知或被怀疑参与高血压发病过程的基因，它有可能成为高血压的遗传标记。目前已发现的高血压病的候选基因至少有 16 种，即血管紧张素原基因、肾素基因、血管紧张素转换酶基因、醛固酮合成酶基因、SA 基因、一氧化氮合酶基因、胃促胰酶基因，Ⅱβ-羟基类固醇脱氢酶基因、心钠素基因、内皮素基因、Na^+/H^+ 交换基因异构体、热休克蛋白基因、血管紧张素 Ⅱ 受体基因、肾上腺素能受体基因、心钠素受体基因、内皮素受体基因等，但较为肯定的候选基因是血管紧张素原基因，其他基因大多尚有争议。

血管紧张素原的 DNA 克隆长 1.030bp，基因组 DNA 全长 12kbp，包含 5 个外显子，4 个内含子，定位于人染色体 q42～q43，是单拷贝基因。研究发现血浆血管紧张素原与高血压病呈正相关，血管紧张素原基因与高血压病有明显的连锁关系，尤其是在舒张压 100mmHg 以上的患者中更有意义，并证实 235 位苏氨酸残基被蛋氨酸取代（M235T）以及 174 位蛋氨酸残基被苏氨酸取代（TJ74M）的基因突变与高血压病有关。

尽管目前对高血压病的关键基因和决定基因尚未确定，但众多研究表明，高血压病具有遗传易感性。因此，对高血压病的一级亲属应列为重点高危人群，应定期测量血压，尽早采取有效预防措施。

（二）精神、神经作用

精神源学说（paychogenic theory）认为，在外因刺激下患者出现较长期或反复明显的精神紧张、焦虑、烦躁等情绪变化时，各类感受器传入的病理信号增加，大脑皮质兴奋、抑制平衡失调以至不能正常行使调节和控制皮质下中枢活动的功能，交感神经活动增强，舒缩血管中枢传出以缩血管的冲动占优势，从而使小动脉收缩，周围血管阻力上升，血压上升。流行病学资料提示，从事经常处于应激状态工作、需高度集中注意力的工作、长期精神紧张，受噪声或不良视觉刺激者易患本病。

　　神经系统可根据人体的需要和对环境刺激的反应，对心血管功能包括血压进行快速又精确的调节，对慢性长期的血压水平也有影响。与副交感神经相比，交感神经系统及其相关的神经体液因子，通过对周围血管和心脏的影响，对高血压的发生发展起着更重要的作用。交感神经的作用，是在延髓以及其他高级中枢的控制下完成的。延髓的心血管运动中枢整合来自压力感受器、化学感受器以及下丘脑和其他高级中枢的传入信号完成并不断地调节这一控制，而大脑皮质可根据人体情绪变化、运动与否等通过对血压中枢的调控影响血压。如各级中枢发放的缩血管冲动增多，或各类感受器传入的缩血管信号增强，或阻力血管对神经递质反应过度等，都可能导致高血压的产生，这就是神经源学说（neuro-genic theory）。

　　交感神经兴奋性增强除导致神经精神性高血压外，在其他高血压病中，特别是在启动血压增高的机制中居重要地位的观点已被确认。

　　1. 交感神经兴奋性增强的证据　　研究表明，多数高血压病患者，血浆儿茶酚胺浓度增高，尿中儿茶酚胺的代谢产物——3甲氧基4羟基乙酸增高，血浆中多巴胺β-羟化酶活性增高。该酶是多巴胺转化为去甲肾上腺素的转化酶，储存于交感神经末梢小泡内，交感神经兴奋时，释放增加，它是反映交感神经兴奋性高低的一种标志酶。实验研究发现，原发性高血压大鼠内脏神经的放电频率比正常鼠高3倍，免疫组化法显示交感神经末梢所含去甲肾上腺素的量增加，其轴突内的去甲肾上腺素储存囊泡增加。

　　2. 交感神经兴奋性增强的机制　　交感神经兴奋性增强目前认为可能的机制是一种或多种途径导致交感神经兴奋性增强。

　　（1）大脑皮质功能紊乱：大脑边缘系统-丘脑-自主性神经-效应器之间有解剖和功能上的联系，大脑皮质对心血管的调控存在两种作用相反的系统，即丘脑下部兴奋肾上腺素能系统及抑制肾上腺素能系统。正常条件下，这两个系统功能相对恒定；在应激状态下，大脑皮质功能紊乱，导致这两个系统功能失衡，使兴奋系统功能占优势，交感神经兴奋性增强。

　　（2）压力感受器刺激阈重调：正常情况下，当血压上升时，位于颈动脉窦、主动脉弓、心房、心室内压力感受器受到刺激，通过减压反射使交感神经抑制，迷走神经兴奋，使血压下降。压力感受器的重调可能与血压升高所致永久性窦性扩张、窦部血管壁电递质异常、水肿、牵张性降低以及平滑肌的反应性降低有关。

　　（3）肾调定点右移：正常时，在体盐负荷肾功能曲线平衡点为A点；高血压时右移到B点，即表示血压升高，尿量及排Na量成比例地增高以至于钠、水潴留。高血压时，平衡点右移的原因在于儿茶酚胺、AngⅡ所致的肾血管收缩以及肾血管重构所致的肾血管口径变小，虽然血压升高却不能引起肾灌流量相应升高。

（4）突触前受体调节紊乱：表现为突触受体负反馈或突触前抑制（presynaptic inhi-bition）减弱、正反馈或突触前易化（presynaptic facilitation）加强。交感神经兴奋时，循环血中肾上腺素（EPI）增加，作用于突触前膜，进行反馈性血压调节。若作用于膜上 β 受体，通过负反馈调节，使交感神经兴奋性降低；作用于膜上的 $β_2$ 受体，通过正反馈调节，使交感神经兴奋性增高。高血压病患者，交感神经末梢摄取 EPI 的能力降低，使轴突间隙 EPI 增加，EPI 既可作用突触后膜 β 受体、强化和延长 EPI 效应，又因突触前膜 β 受体在 EPI 持续作用下形成习惯化（habituation），以致突触前受体负反馈减弱；它还可以作用于突触前膜 $β_2$ 受体，以致突触前受体正反馈增强，交感神经兴奋性增加。

3. 交感神经兴奋性增强的意义　交感神经兴奋，儿茶酚胺分泌增加，不仅使心肌收缩力加强、心跳加快、心输出量增加，阻力性血管收缩、外周阻力增加，容量性血管收缩、回心血量增加，而且可刺激平滑肌增生，促进血管壁增厚，导致血压的增高。

在原发性高血压中，交感神经兴奋性增强，似乎对血压升高的启动效应大于维持效应。反映中枢交感活性的 3-甲氧基-4 羟基乙二醇硫酸酯盐（$MHPC-SO_4$）及周围交感活性的 TMN（3-甲氧去甲肾上腺素 NMN 和 3-甲氯肾上腺素 MN 的总和）与舒张压呈显著正相关，但在舒张压经常＞100mmHg（13.3kPa）以上者则不相关，表明交感神经紧张性增加在高血压病中主要起着启动作用。但是，最近研究认为，高血压时，肾血管的血管重构、肾调定点右移以及压力感受器的重调在高血压的发展中也起重要作用。

交感神经在高血压病发病中起重要作用的观点为高血压的防治提供了实用前景。例如，应用六甲溴铵（hexamethonium bronllde）、阿方那特（trimetaphan）、美加明（mecamylamine）等神经节阻滞性降压药，能阻断神经冲动的传递，降低交感神经效应。应用利血平（reserpine）、降压灵（verticil）、胍乙啶（guanethidine）等肾上腺素能阻滞药，能阻滞交感神经末梢释放去甲肾上腺素（NE）。应用哌唑嗪（prazosin）、三甲哌唑嗪（trimazosin）等 α 受体阻滞药，能阻滞突轴后膜 α 受体，防止 NE 效应。应用可乐宁（clonidine）、甲基多巴（methyldopa）等 β 受体激活药，能促进突触前受体负反馈，减少 NE 释放。应用普萘洛尔（propranolol）、阿替洛尔（atenolol）等 β 受体阻滞药，能抑制突轴前受体正反馈、减少 NE 释放。应用 β 受体阻滞药如拉贝洛尔（laelalol）、卡维地洛（carvedilol）等兼有二者的作用。

（三）肾素-血管紧张素-醛固酮（RAA）系统平衡失调

肾脏球囊细胞分泌的肾素可将肝脏合成的血管紧张素原转变为血管紧张素 I

（angiotensin I，AngI），而后者经肺、肾等组织时，在血管紧张素转化酶（ACE又称激肽酶 II）的活化作用下转化成血管紧张素 II（Ang II），血管紧张素 II 可在酶作用下脱去门冬氨酸转化成 Ang III，ACE 还可促进缓激肽的分解。Ang II 也可经非 ACE 的途径形成，如胃促胰酶（chymase）等也可将 Ang I 转化成 Ang II。此外，组织 RAA 系统脑、心、肾、肾上腺、动脉等多种器官组织可局部合成 Ang II，称为组织 RAA 系统。近年来发现很多组织，例如血管壁、心脏、中枢神经、肾脏及肾上腺，也有 RAAS 各种组成成分。组织 RAAS 对心脏、血管的功能和结构所起的作用，可能在高血压发生和维持中有更大的影响。

在 RAA 系统中 Ang II 是最重要的活性成分，其病理生理作用主要是通过和 AT 受体结合产生的，经此途径它可促使血管收缩，醛固酮（ALD）分泌增加，水钠潴留，增加交感神经活力，最终导致血压上升。Ang II 强烈的缩血管作用造成的加压效应均为肾上腺素的 10～40 倍，RAA 系统的过度活性将导致高血压的产生，且 Ang II、ALD 等还是组织生长的刺激因素，所以说 Ang II 在高血压的发生发展、靶器官的组织重构以及出现并发症等诸多环节都起着重要的作用。肾素-血管紧张素系统（renin-angiotensin-system，RAS）是体内调节心血管功能的重要激素，该系统分为循环的 RAS 和组织的 RAS。循环 RAS 的始动环节是肾素分泌，当血容量降低、肾血流下降时，可刺激近球细胞压力感受器而致肾素分泌增加；当血 Na^+ 降低，K^+ 增高时可刺激化学感受器致使肾素分泌增加。此外，当肾交感神经兴奋，使肾血管收缩，可刺激肾血管压力受体，或肾血管收缩致肾小球滤过率降低，流经致密斑电解质的 Na^+ 减少，也可致肾素分泌。组织的 RAS 是肾上腺、心脏、血管壁、大脑、肝、脾、垂体、唾液等组织器官，通过自分泌、旁分泌而发挥作用。循环的 RAS 和组织的 RAS 相互有联系，但基本是相对独立的系统。

血管紧张素 II 是已知内源性升压物质中强效的激素，其升压效应比去甲肾上腺素强 10～40 倍。Ang II 具有使外周小动脉、毛细血管前括约肌收缩的作用，并能激活交感神经和中枢神经系统。Ang II 既可使肾动脉特别是肾小动脉收缩，使肾血流量减少，排尿、排钠减少，又可作用于肾上腺球状带，刺激醛固酮分泌，导致水钠潴留。此外，Ang II 还有促进加压素和促肾上腺皮质激素的升压效应。

RAS 和高血压病的关系，Laragh 依血浆肾素的高低分为以下 3 种类型。

1. **低肾素型高血压**　又称容量依赖型高血压，约占高血压病的 30%。其特点是血浆肾素活性降低，醛固酮升高，尿钠排出减少，体内钠水潴留，血容量增加，血压增高。这是由于高血压病时肾灌注压增高以及血容量增加致肾素减少，尽管血浆肾素减少，但肾上腺皮质对 Ang II 反应性异常增强导致醛固酮分泌增加。同时血管局部组织 RAS 作用可能增强，血管平滑肌 RAS 具强烈缩管效应。但因是相对独立系统，故不影响血浆肾素水平。该型高血压使用利尿药降压治疗效果较好，转化酶抑制仍有一定作用，因其能阻断局部 RAS 的形成。

新近发现盐敏感性低肾素型高血压病，其血浆甲状旁腺高血压因子（parathyrold hypenensrve factor，PHE）明显增高，它能增加钙通道开放，使平滑肌内 Ca^{2+} 增加，导致血管平滑肌对血管收缩因子的敏感性增加，血压升高。因此，以钙通道阻滞药或以高钙饮食抑制 PHE 分泌可降低血压。

2. **正常肾素型高血压**　约占高血压病的 50%。

3. **高肾素型高血压**　约占高血压病的 20%。

高血压病时，因肾灌注压及血容量增加，血浆肾素理应减少，而正常肾素型或高肾素型者，与低肾素型相比较，血浆肾素则相对或绝对增加。肾素相对或绝对增加的可能机制有如下几种类型。

（1）交感神经系统活性增强。

（2）肾单位异质性。Seery 认为，即使正常肾单位同样也可能存在缺血肾单位。缺血可致入球小动脉异常收缩而使肾素增加，或虽不足以使血浆肾素活性明显升高，而正常水平的肾素并不能促进肾单位代偿性排 Na^+，以致 Na^+ 潴留，血压升高，这种现象称为肾单位异质性（nephron hetercgenicity）。

（3）肾上腺皮质及血管平滑肌对 AngⅡ反应性异常。正常人该反应受钠摄入量调节。低钠时，肾上腺皮质对 AngⅡ反应性增强，醛固酮分泌增加，增压反应升高，而血管平滑肌对 AngⅡ反应减弱，增压反应降低；高钠时则相反。这是一种适应性血压调节反应。高血压病时，这两种反应异常，低钠血症时，AngⅡ升高，醛固酮却减少，而血管收缩反应则增强，血压升高。据统计，近 50% 的盐敏感性高血压病患者存在这种反应性异常。

循环肾素水平对血管收缩效应有明显影响，血浆高肾素水平时，收缩血管效应明显强于低肾素水平者，因此，高肾素型高血压易发生脑卒中、心肌肥厚及肾损伤。对高肾素型高血压患者治疗时，宜选用血管紧张素转化酶（ACE）抑制药或 β 受体阻滞药。

（四）胰岛素抵抗

近年来胰岛素抵抗（insulin resistance，IR）与高血压病的关系受到广泛关注。约 50% 的高血压病患者存在胰岛素抵抗。胰岛素抵抗，是指机体对一定量的胰岛素的生物反应低于预计正常水平的一种现象，表现为胰岛素促进葡萄糖摄取、利用障碍，机体代偿性分泌过多的胰岛素，产生高胰岛素血症。胰岛素抵抗、高胰岛素血症与代谢综合征、2 型糖尿病密切相关，甚至有人认为是其始动因素，而代谢综合

征的主要表现之一是高血压，2 型糖尿病患者高血压的发生率为非糖尿病者的
2.5～3 倍。基因研究发现有 PPARγ 基因突变者首先出现高胰岛素血症，继之出现
高血压、低高密度脂蛋白胆固醇（HDL-C），从另一侧面证实了它们之间的相互关
系，提示高血压可能与代谢性疾病有关。

美国"国家胆固醇教育计划成人治疗组"（NCEP ATPⅢ 2001 年）建议有以下
5 项中的 3 项即可临床诊断代谢综合征：①腹型肥胖。腰围男性＞102cm，女性＞
88cm（国内建议国人为男性＞85cm，女性＞80cm）。②血甘油三酯（TG）＞
150mg/dl。③低 HDL-C 水平（男性＜40mg/dl、女性＜50mg/dl）。④血压≥130/
85mmHg。⑤空腹血糖＞110mg/dl。可见代谢综合征包含了多种心血管病的危险因
素，且我国的患病率在不断上升，应引起高度关注。

胰岛素抵抗的发生与胰岛素和其受体结合能力减弱及受体后信号转导障碍有
关，但具体环节尚待深入研究。胰岛素抵抗所致的代谢紊乱已成为高血压病的重要
危险因素，有人将伴有代谢紊乱的高血压称代谢性高血压（metabolic hyperten-
sion）。胰岛素抵抗时血压升高的机制可能是胰岛素水平升高可影响 Na^+-K^+-ATP
酶与其他离子泵促使细胞内钠、钙浓度升高，并使交感神经活性上升，促进肾小管
对水、钠的重吸收，提高血压对盐的敏感性，以及减少内皮细胞产生 NO，刺激生
长因子（尤其是平滑肌）以及增加内皮素分泌等。

1. 增强交感神经活性 研究表明，注入外源性胰岛素可导致剂量依赖性循环
血中去甲肾上腺素明显增高，胰岛素可使 CAMP 依赖性蛋白激酶、胰岛素受体酪
氨酸激酶、酪氨酸羟化酶等物质磷酸化和去磷酸化，其中酪氨酸羟化酶是去甲肾上
腺素合成中的限速酶，故胰岛素水平升高可致去甲肾上腺素合成增加；此外，交
感-肾上腺素和肾素-血管紧张素间具有双相联系，促进血管紧张素Ⅱ增加，这些加
压物质均可导致血压增高。

2. 细胞内钙的潴留 胰岛素可激活 Ca^{2+}-Mg^{2+}-ATP 酶及促进钙调素与 Ca^{2+}-
ATP 酶的结合。胰岛素抵抗时，由于细胞膜磷脂酸含量的改变，胰岛素的上述效
应降低，使细胞内钙潴留，导致血管平滑肌张力增加及提高去甲肾上腺素、血管紧
张素Ⅱ对血管的加压作用，使血压升高。

3. 抗尿钠排泄，使血钠增高 胰岛素具有抗尿钠排泄的作用，一方面是由于
胰岛素能促进 Na^+-K^+-ATP 酶基因表达和激活该酶，使肾小管上皮细胞排 Na^+ 增
加，导致远曲小管、集合管中原尿 Na^+ 增加，水、钠的重吸收增加；另一方面是由
于胰岛素能抑制利钠素的分泌。由于胰岛素能提高交感神经活性，增加肾脏滤过
压，降低心房压，使利钠素生成减少，尿钠排出减少，以致血钠增加，循环血量增
加，促进血压升高。

（五）钠过多

大量的实验、临床和流行病学资料证实，钠的代谢与高血压的发生和发展有密切关系，人群的血压水平及高血压患病率与平均摄钠量呈正相关。限制钠的摄入可以改善高血压情况。流行病学调查表明：饮食中摄取钠盐的多少与血压水平呈明显正相关，如果平均每日每人摄取钠盐增加 2g，则收缩压与舒张压均值分别增高 2.0mmHg 与 1.2mmHg。比较多的证据是人群间对比研究结果，即在国际间或一个国家内人均摄入钠盐量高的人群，其平均收缩压、舒张压或人群高血压病患病率高，而摄入钠盐量很低的人群则几乎无高血压病患者。美国有些学者综合世界各地 30 个人群资料，分析日均摄钠量与平均收缩压、舒张压水平的关系，发现摄盐低与高的人群其血压水平有明显差别。我国的流行病学调查资料也表明，人群平均收缩压与平均尿钠呈直线正相关。推测我国人群日均摄钠量每增加 1g，平均收缩压约增加 2.0mmHg（0.267kPa），舒张压约增加 1.7mmHg（0.23kPa）。以上研究结果均为饮食钠盐与血压的正相关提供了证据。

肾血管性高血压在高血钠影响下病情恶化，减低摄钠则病情好转。钠潴留使细胞外液量增加，引起心排血量增高；小动脉壁的含水量增高，引起周围阻力的增高；由于细胞内外钠浓度比值的变化而引起的小动脉张力增加等，都可能是发病机制。但是也有实验室和临床研究发现，改变摄盐量和血钠水平，只能影响一部分而不是全部个体血压水平，而饮食中盐的致病是有条件的，对体内有遗传性钠运转缺陷使之对摄盐敏感者才有致高血压病的作用。

体内钠过多除与摄入有关外，肾脏排钠障碍也是重要原因，正常人在血压上升时肾排钠排水增加以维持血压稳定——即为压力-钠利尿现象。高血压病患者在血压上升时肾不能排除体内多余的钠和水分，致使血压持续上升。除了肾本身先天和后天的结构功能异常可能影响这一过程外，许多神经体液因子如抗利尿激素、醛固酮、心房肽、前列腺素等对此也有影响。

（六）肥胖

肥胖者易患高血压。男性体重每增加 $1.7kg/m^2$，女性每增加 $1.25kg/m^2$，收缩压对应上升 1mmHg。而减肥使体重下降后血压可有一定程度的下降。实验发现在高脂饮食诱发的肥胖动物模型（DIO）血压可持续性升高，其原因可能是肾内脂肪堆积，系膜及毛细血管内皮细胞增生，肾乳头顶端乳头管闭塞变形造成尿流不畅，肾内压升高所致。肥胖者常有高胰岛素血症，交感系统活性增高，且脂肪细胞可产生过多的血管紧张素原等可能是其出现高血压的原因。

（七）细胞膜离子转运异常

在遗传性自发性高血压病研究中发现，细胞的功能、结构障碍导致膜离子转运异常。细胞内外离子分布异常主要表现为平滑肌细胞内钠（Na^+）、钙（Ca^{2+}）含量增高，促使血压升高。近些年的研究还表明，在其他类型的高血压病中也存在膜离子转运异常，有人把这种异常称为高血压代谢缺陷标记或膜学说。

膜离子的运转有主动运转及易化扩散两种形式，主动转运是膜内外离子逆浓度梯度通过"泵"运转进行，有 Na^+ 泵（Na^+-K^+-ATP 酶）、Ca^{2+} 泵（Ca^{2+}-Mg^{2+}-ATP 酶）。易化扩散是离子顺细胞内外浓度梯度经载体或膜上微孔扩散而运转，是非耗能过程，如离子通过载体的同向协同转运，异向的逆向转运，或离子通过膜微孔的单纯扩散。

离子的运转有赖膜结构和功能的完整及正常的能量代谢。高血压病患者，细胞膜的稳定性和膜脂流动性异常，它是离子运转异常的重要因素。

1. 钠运转异常 大量研究资料证明，高血压病患者细胞内 Na^+ 浓度较非高血压者明显增高。其主要机制有以下几个方面。

（1）Na^+-K^+-ATP 酶活性降低：Na^+-K^+-ATP 酶活性反映 Na^+ 泵活性。高血压病患者及其子女，Na^+ 泵活性降低，血压升高，两者呈负相关。早期 Na^+ 泵活性增高，具有代偿意义；晚期 Na^+ 泵活性降低，是失代偿的表现。Na^+-K^+-ATP 酶受抑制与肾功能受损，使体内释放抑制钠泵活性的内源性类洋地黄因子（EDLS）增多及 Na^+ 泵从过度代偿与耗竭有关。

（2）Na^+-K^+ 协同运转降低：高血压病时，Na^+-K^+ 内向及外向协同运转均降低，尽管胞内 Na^+ 增高，也难以移出胞外。Na^+-K^+-ATP 酶协同运转障碍与膜胆固醇增高所致磷脂流动性降低有关。

（3）Na^+-H^+ 逆向运转增强：即 Na^+ 入细胞内，H^+ 至细胞外的运转增多。红细胞 Na^+-H^+ 逆向运转增多可间接反映肾小管细胞 Na^+-H^+ 交换及对钠的重吸收装置增加。

（4）细胞膜对 Na^+ 的通透性增加：50%～70%遗传性高血压病患者，因膜稳定性遗传性缺陷，导致膜对 Na^+ 的通透性增强。胞内 Na^+ 浓度增高可导致细胞水肿，血管平滑肌肿胀，动脉管腔狭窄；细胞膜静息电位降低使之与阈电位间距缩短，兴奋性增强，并促进电压依赖性钙通道开放，外钙内流增加。总之，胞内 Na^+ 负荷增加，继而引起胞内 Ca^{2+} 负荷增加；同时胞内 Na^+ 负荷增加，通过 Na^+-H^+ 交换，使细胞 pH 值增高，对缩血管物质敏感性增强，使血压升高。

2. 钙运转异常 高血压病患者表现为细胞内 Ca^{2+} 浓度较非高血压者明显增高。

机制有以下几个方面。

（1）Na^+-Ca^{2+} 交换降低：胞内 Na^+ 增加，出现内 Ca^{2+} 外移、外 Na^+ 内移减少，即 Na^+-Ca^{2+} 交换减少，胞质 Ca^{2+} 增高。当胞内 Na^+ 增加 5%，可致胞内 Ca^{2+} 增加 1.5%，血管平滑肌张力增加 50%。

（2）Ca^{2+} 泵运转障碍：高血压病患者或遗传性高血压，因 Ca^{2+} 泵活性降低和数量减少，以致胞内 Ca^{2+} 难以泵出胞外和肌质网，胞质 Ca^{2+} 增加。有研究认为，Ca^{2+} 泵活动降低与泵对抑制药敏感性升高、对激动药敏感性降低有关。

（3）电压依赖性外钙内流增加：胞内 Na^+ 增加，使细胞膜部分去极化，促进 Ca^{2+} 通道开放。

（4）细胞膜 Ca^{2+} 结合力降低：高血压时膜的钙结合蛋白减少，以致与 Ca^{2+} 亲和力降低，胞质 Ca^{2+} 增加。血管平滑肌细胞 Ca^{2+} 增加，能促进兴奋-收缩耦联效应及促进血管对缩血管物质的敏感性，而使血压升高。

3. 镁运转异常 镁具有阻滞钙通道开放和激活 Na^+-K^+-ATP 酶的作用，从而达到降低血压的效应。临床发现高血压患者如果伴有低血镁症时其血压难以控制。

（八）血管活性因子

前列腺素系统与肾素-血管紧张素-醛固酮系统有密切关系，有人认为高血压可能与肾髓质合成有扩血管作用的前列腺素 A 或前列腺素 E 的不足有关。血管舒缓素-激肽系统与肾素-血管紧张素-醛固酮系统也有关。血管紧张素转化酶可促进激肽的降解而使其扩血管作用消失，血压升高。

近年来加压素、内皮素等肽类物质与高血压病的关系也引起人们的广泛注意，但至今尚未发现它们之间有明确的因果联系。吸烟、饮酒过度也易患高血压。血管内皮细胞能产生系列收缩血管和舒张血管的活性物质，收缩血管的活性物质主要有内皮素-1（ET-1）、前列腺素-H_2（PGH_2）和血小板源生长因子（PDCF）；舒张血管的活性物质主要有前列环素（PGI_2），内皮依赖性舒血管因子—氧化氮（NO），内皮源性超级化因子（ED-HF）。正常条件下，舒缩血管活性物质两者相对恒定，维持正常血管张力，血压稳定。高血压病时，总的变化趋势是由于内皮功能障碍，舒张血管活性物质绝对或相对减少，收缩血管活性物质绝对或相对增加，而且血管平滑肌对收缩血管活性物质反应性不同程度增高，从而维持或促进血压增高。现以 ET-1 和 NO 为代表说明之。

1. 内皮素（ET-1） 众多报道认为，高血压病时 ET-1 明显增高，血管平滑肌对 ET-1 反应性增强。ET-1 是含 21 个氨基酸的多肽，是目前已知体内最强的缩血管物质，可致动静脉的收缩。其缩血管效应比去甲肾上腺素强 100 倍，比血管紧张素Ⅱ强 10 倍，并且不依赖内皮细胞的存在。ET-1 作用于平滑肌细胞上的受体 A 经 G 蛋白-PKC 信号传导途径，产生两个第二信使，即三磷酸肌醇（IP_3）和二酰甘油（DC）。IP_3 促使肌质网释放 Ca^{2+} 导致缩血管效应；DC 通过 PKC 导致平滑肌增殖。此外，它能直接作用心肌产生正性肌力作用，并能促进血管紧张素Ⅱ、醛固酮及肾脏前列环素合成和分泌。

2. 一氧化氮（NO） 在张力和乙酰胆碱等作用下，经 Ca^{2+}、钙蛋白途径激活野生型 NO 合酶，将 L-精氨酸转变为 NO 和瓜氨酸；细胞因子如 TNF-a，IL-1 通过其受体使诱生型 NO 合酶（INOS）基因表达增强，NO 合成增多，NO 扩散至平滑肌细胞，激活可溶性鸟苷酸环化酶，使 cGMP 增多，cGMP 可使肌质网摄取 Ca^{2+}，促进 Na^+-Ca^{2+} 交换，使脑浆 Ca^{2+} 降低。此外，NO 尚能增加血管平滑肌对舒张血管物质的反应性，致血管舒张。由于 NO 在调控血管舒张中起重要作用，故推测 NO 合成，释放障碍可能导致高血压。至于 NO 量的减少是 NO 合酶活性降低或 NO 前体的缺失，尚无定论。

二、继发性高血压病因及病理机制

继发性高血压存在明确的病因，占所有高血压患者的 5%～10%。继发性高血压本身的临床表现和危害性，与高血压病相似。因此，当原发病的其他症状不多或不太明显时，容易被误认为高血压病。由于继发性高血压和高血压病的治疗方法不尽相同，且有些继发性高血压的原发病是可以治愈的，治愈后高血压亦随之而消失，因此，在临床工作中，正确鉴别两者，对能否及时有效地、正确地进行治疗至为重要。

（一）继发性高血压的病因

引起继发性高血压的疾病，较常见的有下列 4 类。

1. 肾脏疾病

（1）肾实质性病变：常见的肾脏实质性疾病包括急、慢性肾小球肾炎、多囊肾，慢性肾小管-间质病变（慢性肾盂肾炎、梗阻性肾病），代谢性疾病肾损害痛风性肾病、糖尿病肾病，系统性或结缔组织疾病肾损害（狼疮性肾炎、硬皮病），也较少见于遗传性肾脏疾病（Liddle 综合征）、肾脏肿瘤（肾素瘤）等。

（2）肾血管病变：如肾动脉和肾静脉狭窄阻塞（先天性畸形、动脉粥样硬化、炎症、血栓、肾蒂扭转）。

（3）肾周围病变：如炎症、脓肿、肿瘤、创伤、出血等。

肾脏疾病引起的高血压，是症状性高血压中最常见的一种，称为肾性高血压。

占肾脏病患者的 19.6%～57.5%，占成人高血压的 2%～4%。

2. 内分泌疾病 肾上腺皮质疾病，包括皮质醇增多症（库欣综合征），原发性醛固酮增多症，伴有高血压的肾上腺性变态综合征，还有肾上腺髓质的嗜铬细胞瘤、肾上腺外的嗜铬细胞肿瘤都能引起症状性高血压。其他内分泌性的症状性高血压包括垂体前叶功能亢进或低下、甲状旁腺功能亢进（高血钙）、类癌和绝经期综合征等。内分泌疾病伴有高血压的并不少见。这种由内分泌激素分泌增多而致的高血压称为内分泌性高血压，也是较常见的继发性高血压，如能切除肿瘤，祛除病因，高血压可被治愈或缓解。

3. 血管病变 如肾动脉狭窄、主动脉缩窄，多发性大动脉炎等。主动脉缩窄主要表现上肢高血压，而下肢脉弱或无脉，双下肢血压明显低于上肢（ABI＜0.9），听诊狭窄血管周围有明显血管杂音。

4. 颅脑病变 引起颅内压增高的疾病，包括脑部创伤、脑瘤、脑炎等，都可伴有高血压。此外，高原病也可伴有高血压。

5. 阻塞性睡眠呼吸暂停低通气综合征 睡眠呼吸暂停低通气综合征（OSAHS）是指由于睡眠期间咽部肌肉塌陷堵塞气道，反复出现呼吸暂停或口鼻气流量明显降低，临床上主要表现为睡眠打鼾，频繁发生呼吸暂停的现象，可分为阻塞性、中枢性和混合性 3 型，以阻塞性睡眠呼吸暂停低通气综合征（OSAHS）最为常见，占SAHS 的 80%～90%，是顽固性高血压的重要原因之一。

6. 药物性高血压 药物性高血压是常规剂量的药物本身或该药物与其他药物之间发生相互作用而引起血压升高，当血压＞140/90mmHg 时即考虑药物性高血压。主要包括：①激素类药物；②中枢神经类药物；③非类固醇类抗炎药物；④中草药类；⑤其他。原则上，一旦确诊高血压与用药有关，应该停用这类药物，换用其他药物或者采取降压药物治疗。

（二）病理和发病机制

1. 肾性高血压 主要发生于肾实质病变和肾动脉病变。前一类肾脏病理解剖的共同特点是肾小球玻璃样变性、间质组织和结缔组织增生、肾小管萎缩和肾细小动脉狭窄。说明肾脏既有实质性损害也有血液供应不足这两种情况同时存在，后者为肾内血管病变所引起。后一类则病变在肾动脉，主要引起肾脏血液灌注的固定性减少。在以上病变造成肾缺血缺氧的情况下，肾脏可以分泌多种增高血压的因子，主要是肾小球旁细胞分泌大量肾素。过多的血管紧张素Ⅱ通过直接缩血管作用、刺激醛固酮分泌导致水钠潴留和兴奋交感神经系统使血压增高。高血压反过来又可引起肾细小动脉病变，加重肾脏缺血。这样互相影响，使血压持续增高。

2. 内分泌性高血压

（1）库欣综合征：即皮质醇增多症，其主要病因分为促肾上腺皮质激素（ACTH）依赖性或非依赖性库欣综合征两大类；前者包括垂体 ACTH 瘤或 ACTH 细胞增生（即库欣病）、分泌的垂体外肿瘤（即异位 ACTH 综合征）；后者包括自主分泌皮质醇的肾上腺腺瘤、腺癌或大结节样增生。

（2）嗜铬细胞瘤：是一种起源于肾上腺嗜铬细胞过度分泌儿茶酚胺，引起持续性或阵发性高血压和多个器官功能及代谢紊乱的肿瘤。嗜铬细胞瘤通过释放过量儿茶酚胺引起患者血压阵发性或持续性增高或持续性增高阵发性加重。90％的嗜铬细胞瘤位于肾上腺髓质，其中 10％为双侧性；另 10％散在分布于自主神经组织，15％左右的嗜铬细胞瘤为恶性，生长缓慢，对放射治疗不敏感，可转移到淋巴结、肝、肾和骨。

（3）原醛症：原醛症是由于肾上腺自主分泌过多醛固酮，而导致水钠潴留、高血压、低血钾和血浆肾素活性受抑制的临床综合征。常见原因是肾上腺腺瘤、单侧或双侧肾上腺增生，少见原因为腺癌和糖皮质激素可调节性醛固酮增多症（GRA）。以往将低血钾作为诊断的必备条件，故认为原醛症在高血压中的患病率<1％，但近年的报道显示：在难治性高血压患者中约占 20％，仅部分患者有低血钾。建议对早发高血压、难治性高血压、伴有持续性或利尿药引起的低血钾（血钾<3.5mmol/L）、肾上腺意外瘤的高血压和有原醛症家族史的高血压患者进行原醛症的筛查。

（4）肾上腺性变态综合征：肾上腺性变态综合征的高血压，是由于其 C11 羟化酶失常致 11 去氧皮质醇及 11 去氧皮质酮增多的结果。也可由于 C17a 羟化酶不足而皮质醇及性激素减少，11 去氧皮质酮、皮质酮及醛固酮分泌增多所致。

（5）甲状旁腺功能亢进患者约 1/3 有高血压，此与该病血钙增高引起肾结石、肾钙质沉积、间质性肾炎、慢性肾盂肾炎等肾脏病变有关。血钙增高对血管也有直接的收缩作用。有些患者的高血压在血钙纠正后可以消失。垂体前叶功能亢进症和糖尿病中，高血压较无此种疾病的人群多数倍，其确切原因和发病机制目前尚未阐明。绝经期综合征的高血压可能与卵巢功能减退，雌激素对大脑皮质、自主神经中枢的调节和对垂体的抑制减弱有关。

3. 先天性主动脉缩窄和多发性大动脉炎 先天性主动脉缩窄和多发性大动脉炎可在主动脉各段造成狭窄，如狭窄发生于主动脉弓的末部至腹主动脉分叉之间，其所引起的体循环血流变化可使下肢血液供应减少而血压降低，大量血液主要进入狭窄部位以上的主动脉的分支，因而头部及上肢的血液供应增加而血压升高。由于狭窄部位以下的降主动脉与腹主动脉供血不足，且肾动脉的血液供应也不足，逐渐使肾脏缺血的因素亦参与了这类疾病高血压的形成。

4. 颅脑病变的高血压　颅脑病变的高血压主要是由颅内压增高所致。高原病伴有的高血压，主要与高原气压及氧分压低致组织缺氧有关。

5. 阻塞性睡眠呼吸暂停低通气综合征　在阻塞性睡眠呼吸暂停低通气综合征患者中出现的夜间一过性血压升高和持续性高血压，其交感神经系统活性增强、血管内皮功能紊乱导致的内皮源性舒、缩因子失衡可能起着重要的作用。

6. 药物性高血压　许多药物可以引起或加重高血压。免疫抑制药如环孢素和糖皮质激素可使高达 80％ 的接受器官移植者血压升高。非甾体类抗炎药和 COX-2 抑制药通过其抗肾脏前列腺素的作用使血压升高。

第二节　高血压中医学病因病机

根据众多的流行病学研究结果，结合现代研究成果分析，认为高血压病是因先天禀赋不足，七情内伤，饮食失节，劳倦虚衰以及环境因素等多种致病因素相互作用，形成风、火、痰、瘀等病理性因素，从而引起的一种多因素疾病。其基本病机是脏腑气血阴阳失调，病位主要在于肝、肾，涉及心脾和冲任。因此，寻找病因，方能对因辨证，达到治疗的目的。掌握病机，方能审机论治，控制病势。只有辨证求因，进而审因论治，才能更好的认识疾病，把握本质，指导临床实践。历代文献中对高血压病相关病症的病因、病机、症状和防治方法早有记载，各医家对高血压病相关症候也作过详细阐述。

一、中医高血压病因学说

高血压病的形成是一个长期的病理过程，其发生原因众多，主要与情志失调、饮食不节、先天禀赋、劳倦失度有关。恣食肥甘或烟酒过量、或嗜食咸味而聚湿生痰、助阳化火又是不可忽视的发病因素。"风、火、痰、瘀、虚"等病理因素在高血压病的发生发展过程中又可交互作用，使得病症错综复杂。

（一）主要病因

1. 饮食劳倦　人体维持正常的生命活动，必赖气血津液等物质基础，气血津液又为饮食水谷所化生，故饮食水谷是必不可缺少的方面。正常的劳动和体育锻炼，能促进脏腑的生理功能，有助于气血流通，增强体质。合理的休息，可以清除疲劳，使体力和脑力得以恢复，不会使人发病。饮食失节、劳逸失度均可导致疾病。

（1）饮食失节：饮食失节也就是不正常的饮食，包括饮食失宜（过饥或过饱），或不节，或不洁，或偏嗜，其中以饥饱失常、饮食偏嗜与高血压病的发生关系密切。

①饥饱失常：人体内营养过剩或营养不良均可损伤脾胃，导致脾胃气机升降失常，脾不运化，则聚湿、生痰、化热而引起血压升高。过饱则脾胃运化能力受损，脾失健运，湿浊内蕴，蕴久化火，炼津为痰，痰火上扰清窍，导致血压升高，表现头痛、眩晕等症。过饥则气血生化之源缺乏，气血得不到足够补充，久之则气血衰少。表现为头晕乏力等症。

②饮食偏嗜：中医学认为五味入五脏，五味与五脏各有其亲和性，《素问·至真要大论》曰："夫五味入胃，各归所喜，故酸先入肝，苦先入心，甘先入脾，辛先入肺，咸先入肾"。若长期偏嗜某种食物，就会导致与之相应的脏腑的功能偏盛，损伤其他脏腑，五行相乘相侮，久之脏腑阴阳平衡失调，而发生疾病。从临床上来看：多食咸味的食物，因咸入肾，若嗜食咸味，则易伤肾，使其主水无权，而致水湿停聚，日久湿聚成痰，阻遏中焦，气滞而血瘀。如《素问·五脏生成篇》所云："多食咸，则脉凝泣而变色""血与咸相得则凝"。耗伤肾阴，致肾阴亏虚，血压升高。

另外，《素问·通评虚实论篇》中指出："……仆击、偏枯……、肥贵人则膏粱之疾也。"即指过食肥甘厚味可致痰湿内生，蕴久化热，痰热上扰，导致血压升高；再者，《素问·经脉别论》曰："食气入胃，浊气归心，淫精入脉。"若恣食肥甘、醇酒乳酪，以致膏脂精微过剩，加之劳逸失度，"劳则气耗""逸则气滞"，引起血运不畅，致使"浊气"蓄积于心与血脉，变生脂浊痰癖，浸淫脉道，脉道失柔，气血运行越加阻遏，或精化为气，心气过旺，"气有余便是火"，扰乱气血运行，形成高血压病。元·朱丹溪指出："头风之病，多见于嗜酒之人。"《医垒元戎》亦说："酒湿之为病，亦能作痹证，口眼㖞斜，半身不遂。"酒为湿热之最，烟为火热之最，嗜好烟酒，伤脾聚湿，导致脾失健运，痰湿内生，郁而化热，酿成痰热之患，痰浊上扰，痰蒙清窍或痰热生风，发为眩晕或中风而形成高血压病证或变证最为多见。

近十几年来，国际研究注意到膳食中脂肪酸组成不仅影响血清脂质，而且对血压也有明显影响。几组人群试验证明，降低膳食总脂肪，减少饱和脂肪酸，增加不饱和脂肪酸，使不饱和脂肪酸/饱和脂肪酸（P/S）比值上升至 1.0，可使人群血压下降 8.0mmHg（1.07kPa）。我国舟山渔民膳食中 P/S 比值为 1.0，这些渔民血压水平保持较低水平，其可能的机制是膳食中的多不饱和脂肪酸的量和种类可影响体内前列腺素的合成，从而影响血压的水平。

此外，过食寒凉，或久服苦寒泻火之药，内生寒湿，使脾肾阳虚，清阳不展或阳虚水泛，土凌清窍，也可导致本病。

（2）劳逸失度（劳逸虚衰）：劳逸失度，包括过度劳累和过度安逸两个方面。过度劳累，包括劳力过度、劳神过度和房劳过度 3 个方面。虚衰是人因为久病或在自然衰老的过程中，脏腑功能衰弱，气血阴阳平衡失调等。

①劳力过度：即较长时期的过度用力，耗气伤血，可导致气血亏虚，血压波动，或损胃伤脾，痰湿内生，上扰清窍而致血压升高。劳神过度，即思虑过度，劳伤心脾，耗伤阴血，阴虚于下，阳亢于上，或损伤脾气，化湿生痰，痰湿化热，引起高血压病的发生。

②房劳过度：明·张介宾《质疑录·论无痰不作眩》曰："肾虚者，房欲过度，则肾气不归元而逆奔于上"，即性生活不节，恋情纵欲，耗伤肾精，肝肾阴虚，肝阳上扰，可致血压升高。耗伤肾阴，或年老体衰，肾水不足，木少滋荣，可致阴虚阳亢型高血压病。若肾水不足，或肝火郁久，耗损肝肾之阴，均可致肝肾阴虚。若水亏不能济火，致心火上炎，或劳心过度，耗伤阴血，心火炽盛，下汲肾水，均可导致以失眠、多梦、心烦为主症的心肾不交型高血压病。元·朱震亨《丹溪心法·头眩》曰："淫欲过度，肾家不能纳气归原，使诸气逆奔而上，此气虚眩运也"。

③过度安逸：乃指过度安闲，既不参加劳动，又不运动。《素问·宣明五气论》有"久卧伤气，久坐伤肉"之说。气伤则血行缓慢而成瘀，还可使气血运行不畅，脾胃功能减弱，痰瘀湿浊内生，郁久化火，痰火上扰，亦可导致血压升高。《灵枢·海论》曰："髓海不足，则脑转耳鸣，胫酸眩冒。"过劳则暗耗阴血，阴血虚则阳浮，形成本虚标实之候。

2. **情志内伤**　情志是指人的喜、怒、忧、思、悲、恐、惊 7 种情绪变化。这些情志变化是人体对外界客观事物的不同反映，是生命活动的正常现象，不会使人发病。《素问·天元纪大论》曰："人有五脏化五气，以生喜怒思忧恐。"五脏藏精化气生神，接受客观事物的刺激而产生各种情绪活动，神动于内，情志现于外。《医醇剩义》曰："喜、怒、思、悲、惊，人人共有之境。若当喜而喜，当怒而怒，当忧而忧，是即喜怒哀乐发而皆中节也。此天下之至和，尚何伤之有？惟未事而志意将迎，既去而尚多留恋，而无时不在喜怒忧思之境中，而此心无复有坦荡之日，虽欲不伤，庸可及乎？"但在突然、强烈或长期持续性的情志刺激下，超过了正常的生理活动调节能力，则气机郁滞，脏腑气血功能紊乱，正如《素问·举痛论》中曰："百病皆生於气也。怒则气上，喜则气缓，悲则气消，恐则气下，……惊则气乱，……思则气结。"中医学将情志活动归纳为喜、怒、忧、思、悲、恐、惊 7 种情志变化。过激的情志变化可使人体气机紊乱，脏腑阴阳失衡、气血失调，导致高血压的发病。《黄帝内经》认为，"怒伤肝""喜伤心""思伤脾""忧伤肺""恐伤肾"。情志失调对脏腑功能的影响，从高血压的发病来说，以肝、心、脾功能失调最多见。过度的气恼、愤怒，使肝主疏泄功能失职，产生肝气郁结、肝气上逆，引起肝气横逆上冲，导致血压急剧升高，出现头痛、面红目赤，甚则中风卒倒。元·朱震亨《丹溪心法·头眩》曰："……七情郁而生痰动火，随气上照，此七情致虚而眩运也。"七情内伤，均可成为高血压发病的病因病机。因此，七情内伤是高血压病发病的重要因素之一。

《黄帝内经》认为，"喜则气缓""怒则气上""思则气结""悲则气消""恐则气下""惊则气乱"。在情志因素导致的脏腑气机失调的病变机制中，许多方面与高血压病的发病有关。

（1）怒：《素问·生气通天论》云："大怒则形气绝，而血菀于上，使人薄厥"。《素问·举痛论》云："怒则气逆，甚则呕血及飧泄"。因肝"在志为怒"，疏泄气机，主生发条达。怒则气上，而血随气逆，上冲于脑，发为眩晕头痛。谢观曰："怒则伤肝，肝气不顺，上冲于脑，令人头痛。"过度愤怒，可使肝气上逆，血随气升，并走于上，可见面红目赤，头晕头痛，耳鸣目眩，甚则呕血或晕厥昏倒，血压骤升。

（2）喜：喜则气缓，精神愉快则可以缓和紧张情绪，使血压平稳，气血和缓，营卫通利。但过喜可以使人心神涣散，失神狂乱，血压波动。

（3）悲、忧："悲则气消"，过度悲忧则伤肺，肺气亏虚，势必金不制木，而木火内肆，生火动风，发为眩晕。悲哀太过，可使肺气抑郁，意志消沉，血压不稳。

（4）思：久思伤心脾，伤心者经常谋算策划，曲运神机，劳神耗力，终致心力交瘁，心阴日渐暗耗，心火势必内炽，形成心阴虚心阳亢之证候。伤脾者忧愁思虑，茶饭不香，则脾之运化功能渐衰，气血生化之源渐枯，必致阴液不足，日久形成阴虚阳亢之候。"思则气结"，若思虑劳神过度，则伤神损脾而致气机郁结。伤于脾则出现胃纳呆滞，甚至肌肉消瘦；伤于心神则阴血暗耗，神失所养，故见心悸健忘，失眠多梦，血压升高或上下波动。

（5）恐：肾为先天之本，"在志为恐"，若过度精神刺激，惊恐不已，或致肾气不固，气陷于下，二便失禁，或耗竭真阴，而肾阴亏于下，心火炽于上，形成水火不济之候，出现眩晕头痛、心烦失眠、腰膝酸软等症。故"恐则气下"，长期或突然的过度恐惧，可使肾气不固，气陷于下，而致二便失禁。恐惧伤肾，心肾不交，则见心烦不昧，心悸，头晕耳鸣等血压升高症状。

（6）惊：惊则气乱，是指突然受到惊恐心气紊乱，气血失调，心无所依，神无所归，虚无所定，惊慌失措等血压上下波动症状。由此可见，情志的过度或突然变化可以影响正常的血压，造成血压升高或降低，机体失去正常的平衡状态。

金·刘完素云："多因喜、怒、悲、思、恐五志过极而卒中者。"清·叶天士亦云："惊恐恼怒动肝，内风阳气沸腾。"可见古之医家对情志所伤引发中风等症，早有认识。长期情志抑郁恼怒，肝气郁结，气郁化火，火邪伤阴耗液，即可出现本虚标实的阴虚阳亢证；若肝阳升动无制，即可发生肝风内动；若肝肾阴虚，失于调治，日久损气，气损伤阳，可致气阴两虚、阴阳两虚及脾肾阳虚；此外，肝气郁结，木不疏土，脾失健运痰湿内生，阻塞中焦，使清阳不升，浊阴不降，或气郁日久，影响血分，则瘀血内停。这一系列病理变化，均可导致以头痛、眩晕为主症的高血压病。

3. 体质因素　体质是个体生理特性整体性的综合反映，是人群中的个体在其生长发育过程中，形成的代谢、功能与结构上的特殊性。这种特殊性，往往决定机体的自我调节控制能力，对外界环境的适应能力和对某种致病因素的易感性或易罹性，以及疾病传变转归中的某种倾向性。高血压病的病因，除了上述先天、情志、饮食、劳逸等主要因素外，体质因素与高血压病的发生有密切的关系。临床上我们可以发现高血压病患者的发病，存在着明显的个体差异。即相同的生活环境，相同的饮食习惯，相同的性别年龄，乃至受同一种因素（如过食膏粱厚味）的影响，有的人患高血压病，而有的人却血压正常。所以说体质因素在高血压病的发生中是不可忽视的重要因素。

中医学认为，人的体质有阴阳偏盛、偏衰之别。一般来说，身体偏胖者，多为阳虚之体；身体偏瘦者，多为阴虚之体。

阳虚，是指机体阳气亏虚、热量不足、功能减退或衰弱。阳虚体质的人，一般以脾肾阳虚为多见。这种类型体质的人，脏腑器官功能减退，脾胃运化功能降低或失调，易导致痰饮湿浊由内而生，故有"肥人多阳虚痰湿"之说。日久痰湿不化，则易郁而化火，阻于脉络、蒙蔽清窍而导致血压升高。因而，身体偏胖的阳虚体质的人易患高血压病，多与痰湿内热有关。

阴虚，是指机体阴液亏虚、精血津液等营养滋润物质不足，以及阴不制阳导致相对阳盛而功能亢奋的状态。阴虚体质的人，一般以肝肾阴虚为多见。阴虚体质的人，由于肝肾阴液亏虚不足，易导致阴不制阳，阳热内生，故有"瘦人多阴虚火旺"之说。肝阳偏盛，日久则化热生火而上扰清窍，引起血压升高。故身体偏瘦的阴虚体质的人患高血压病，多与阴虚阳亢有关。

4. 禀赋不足　禀赋不足即指肾精不足。"肾为先天之本"，"肾精"的多少受之于父母。人体先天禀赋主要取决于父母，即父母身体素质之偏盛偏衰可影响后代。若先天禀赋异常，脏腑气血阴阳偏盛偏衰，均可直接或间接引起血脉气血运行乖违形成本病。诚如《任继学经验集·风头眩病论治》述："其原委是：一者男之天壬内胎此病之根，二者女之天癸内孕此病之基，两者居一即为先天成病之源。"故风眩病之成，多缘于先天肾气、肾精不足，在其胎孕过程中影响到血脉营气不充，脉道不畅，种植今后发病之根。

肾阴主濡养一身之阴血，肾阳主温养一身之阳气。如禀赋偏于肾阴不足，则因阴阳失衡，而易产生阴虚阳亢的病机变化，表现为心肾不交、肝阳上亢或肝风上扰等证；若禀赋偏于阳虚阴盛则脾肾无以温化，导致阴寒水湿停留的病机变化，表现为痰湿中阻、阳气虚衰等证。

久病也可引起血压增高。久病不愈，消耗精气，损及阴阳，而导致正气虚弱、功能减退，抗病能力减弱。此时，一方面久病正虚，无力驱邪，病邪久留而致痰湿血水凝结阻滞经络，郁而化热，上扰颠顶，而致血压升高；另一方面在久病正虚的状况下，脏腑功能失调，湿浊痰饮内生，亦可化热生火，使清窍被扰而血压升高。特别应当指出的是，在久病正虚时，外来致病因素则更易通过各种途径影响机体的血压变化。例如，天气的变化对正常人来说多不引起血压的波动，而对久病正虚的患者则极易引起血压的剧烈变化，突然的降温天气不仅可导致这类患者的脉管收缩使血压急剧上升，甚至可引起脑血管意外出现中风病证。

年老脏腑功能衰退，《素问·上古天真论》云："女子……六七三阳脉衰于上……七七经脉虚，太冲脉衰少，天癸竭。丈夫……七八肝气衰，筋不能动，八八天癸竭，精少，肾脏衰。"李东垣亦指出："喜怒不节，起居不时，有所劳倦，皆损其气。"说明人体自然生命过程中，脏腑功能自然衰退，气血阴阳失调，气虚无力行血，则血流瘀滞。气虚不能化津，津停则聚痰生饮，血行受阻。血虚则脏腑组织失养，功能失调，气血运行障碍。阴虚不能制阳，阳亢则化风生火，扰乱血府。阳虚不能温化水湿，壅塞脉道，以及年老血脉失柔，弹性减退，均可导致气血的运行障碍，从而形成本病。

此外，妇女七七天癸将绝之际，肾气渐衰，冲任脉虚，血海渐枯，肾虚于下，虚火炎上而致更年期高血压。

（二）病理因素

中医学认为，高血压又与"风""火""痰""虚""瘀"诸端有关，而以"风"为首。《素问·至真要大论篇》记载："诸风掉眩，皆属于肝"为眩晕证与"风""肝"的关系作出了规范性理论论述。《灵枢·卫气篇》说："上虚则眩。"汉代张仲景认为，痰是产生眩晕的主要原因，开创了因痰致眩的先河。张子和认为，"眩晕眼涩，胸中有宿痰。"朱丹溪则偏主于痰，有"无痰不作眩"的主张。《丹溪心法》曰："无痰不眩，无火不晕。"认为痰与火是引起该病的另一种原因。刘河间则认为是"风火"为患。《景岳全书·眩运》指出："眩运一证，虚者居其八九，而兼火、兼痰者不过十中一、二耳"，强调了"无虚不作眩"。陈修园则在风、痰、虚之外，再加上火，从而把眩晕的病因病机概括为"风""火""痰""虚"四字。清代王清任认为，瘀血可以导致眩晕、头痛。

1. 风　《素问·风论》说："风为百病之长"。说明风邪致病极为广泛，但大多指的是外风，而在高血压病的病理因素中以内风为重。"风为天地浩荡之气，正顺则能长养万物，偏邪则能伤害品类。人或中之，鲜有不致毙者。风邪之中人也，其状奄忽，盖风性紧暴，善行数变，其中人也卒，其眩人也晕，激人涎浮，昏人神乱"。足见"风"之致病，多变而暴卒，但以眩晕及神昏为常见和严重，这与高血压病所致的临床证候特点是一致的。

元、明、清的医家已经认识到部分眩晕证与头痛、头风、肝风、中风等证之间，存在着一定的内在关系。如朱丹溪说："眩运者，中风之渐也"。

眩晕虽有诸端表现，但"风"的善行数变，来去匆匆，比较符合高血压的临床变化。眩是眼花，晕是头旋，高血压患者多具有头胀、头眩、头痛等证。中医对眩晕证、中风证"风"的认识，有一个逐步深化的历史认识过程。金、元以前，是以外来之风邪侵袭为主导，与当时"正虚邪袭"的疾病观是一致的。金元以来，不少医家摒弃外风之说，而将眩晕、中风的病机转从内风学说。主要从肝、肾两脏功能失调进行探讨。认为肝主藏血、主筋，开窍于目，其经脉上行络脑，所以当肝血亏损，或燥热太盛灼伤肝阴时，则可使筋脉和二目失养，出现肢体颤抖、抽搐，两目视物不清，或视物旋转。这种因肝的功能失调而产生的动摇不定，具有"风"性特点的症候群，称之为"内风"，在病机上则称为"肝风内动"。肝风内动临床又可分为虚、实两类，前者主要因肝血、肝阴亏损所致，称为"虚风内动"；后者则由肝阳热过盛引起，称为"热极生风"或"热动肝风"。从大多医家对眩晕证的观察及临床的实际来看，其发生的主要病机属虚风内动一类。而中风的猝然发生，从病机分析，则大多与热动肝风有关。所以，高血压病所表现出来的眩晕，大多归于虚风一类。至于并发中风重症，则可有以标实为主的热动肝风一类表现。

华岫云在《临证指南医案·肝风》中较全面地论述了虚风内动导致眩晕、中风的病理机制，他认为，"肝为风木之脏，固有相火风寄，体阴用阳，其性刚，主动主升。全赖肾水以涵之，血液以濡之，肺金清肃之令以乎之，中官敦阜之土气以培之。则刚劲之质，得为柔和之体，遂其条达之性，……尚精液有亏，肝阳不足，血燥生热，热则风阳上升，窍络阻塞，头目本清，眩晕跌仆，……。"可见，虚风内动不但与肝血、肝阴亏损有关，而且与其他脏腑的功能协调也有密切关系。《类证治裁·眩晕》也认为，"肝胆乃风木之脏，相火内寄，其性主动主升，或由身心过动，或由情志郁勃，或由地气上腾，或由冬藏不密，或由高年肾液已衰，水不涵木，或由病后精神未复，阴不吸阳，以致目昏耳鸣，晨眩不止。"论述了肝风内动之眩晕证的诸种病因，包括了精神情志、机体功能失调、高龄、病后等导致的阴虚阳亢的机制。这些内风所引起的眩晕、中风，从发病机制到临床表现，都十分接近现代的高血压病的证候特征。其起因全为肝中阴阳失调，风阳上冒，即所谓的"肝阳上亢"证。

2. 火 肝为刚脏，主风而内寄相火，最易产生"风火相煽"的病理。一旦发生，多为急、暴病证且变化多端。正如清代医家尤在泾《金匮翼·肝原头痛》所谓："肝厥头痛者，肝火厥逆，上攻头脑也。其痛必在额顶，以肝之脉与督脉会于额项故也。虽太阳之脉，亦上额交巅，然太阳头痛，必恶风寒；厥阴头痛必多眩晕。"火攻则痛，风摇则眩，因此，这里所指的"厥阴头痛"，可以认为包括了高血压所致的头痛证候。临床观察高血压引起的头痛，大多具有头痛为主而兼眩晕的表现，特别是当血压较高的时候，这种表现为"风火"证候特点之一；尤其以高血压病患者病情恶化即"急进型高血压"时更为典型。

中医学认为中风的发生，其中有一类是以"火"为诱因的。元·刘河间认为，"风病多因热盛，……将息失宜，而心火暴甚，肾水虚衰不能制之，则阴虚阳实，而热气怫郁，心神昏冒。……所谓肥人多中风者，肥则腠理密而多郁滞，气血难以通利，若阳热又甚而郁结甚，故多卒中也。"王肯堂《重订灵兰要览·中风》亦谓："中风将发之前，未有不内热者。热极生风，能令母实，故先辈以火为本，以风为标。治法先以降心火为主。心火既降，肝风自平矣。"这种类型的高血压临床并不少见，而血压升高、面赤易怒则是此种内热的体现，实则亦属中风先兆的证候之一。

以上的论述，与现代高血压引起的脑血管意外的机制是吻合的。同时可以认为，前人所认为的因"火"而致的卒中，从其证候描述分析，多属中风之重证。结合高血压病导致卒中的临床实际，多以出血性脑血管病为危重。因此，古代文献中有关"风火相煽"的头痛、眩晕表现，实质上是包括了恶性高血压或高血压恶化等病变在内。正如近人张山雷的中风专著《中风斠诠·中风总论》中认为，"内风之动，皆由于肝木之旺，木火生风，是其常态。"就是说，一般的高血压是以内风证候为主；若发展为风火表现，甚至以火逆证候明显时，就有可能是高血压的恶化，或是恶性高血压的征兆，此时应警惕卒中的发生。

3. **痰** "痰"是中医学中一种特殊的病因。痰多属于某一疾病过程中的病理产物,而又可以成为新的致病因素。在对眩晕的认识和论治的历史沿革中,元代朱丹溪首先明确提出"无痰不作眩"的学术观点,认为"头眩,痰挟气虚并火,治痰为先,挟补气药及降火药"。在对中风的认识中,朱丹溪继承眩晕证的这一学术观点,认为"中风大率主血虚有痰,治痰为先,次养血行血"。徐春甫继承朱丹溪"肥内人多湿"的论点,在《古今医统·眩晕宜审三虚》中指出:"肥人眩运,气虚有痰"。从以上认识中可以看出,古人观察到肥人多有眩晕,易发生中风等。因此,从体质角度来探讨其病因病机,肥人也多气虚,故多湿多痰,这是辨证论治的体现。从治疗"风痰"引起眩晕、头痛的代表方"天麻钩藤饮""半夏白术天麻汤"等沿用至今,仍为临床论治高血压的常用方药,足见古人所论不谬。

当然,对此也有不同的看法,在有关中风的学术争鸣中,明·张介宾(景岳)认为,中风是"本皆内伤积损颓败而然",所以论及"痰"时,他认为,"凡非风之多痰者,悉由中虚而然"。"故凡病虚劳者,其痰必多;而病至垂危,其痰益甚。正以脾气愈虚,则全不能化,而水液尽为痰也。……故治痰者,必当温脾强肾,以治痰之本,使根本渐充,则痰将不治而自去矣。"高血压引起的脑血管病变,特别是出现神志昏厥者,大多有痰滞喉鸣之症,这也是前人认为中风与痰相关的临床依据之一。现代医学认为,这种"痰滞喉鸣"是呼吸功能障碍的表现之一,所以处理上排痰吸痰是保持患者呼吸道通畅的急救措施。古人对此也有一些应急措施,用药涤痰开窍就是其中之一,这种治标救急对抢救患者的生命起到重要的作用。当然,若能控制病情的发展,这种"痰滞喉鸣"的症状也会随之而消失。这就是张景岳认为的"根本渐充,痰将不治自去"的学术观点。

4. **瘀** 瘀的产生主要是由于气血失其和,而阳亢化火动风又会冲激气血,汪履秋认为,血之瘀滞也是造成血压高的主要病机。气升血逆而致血瘀络瘀。不仅使血压居高不下,而且还会造成血之与气,并走于上。在高血压阳亢发生之时,常伴有瘀血,瘀血内停则进一步扰乱气机,使阳亢更甚。明·虞抟提出"血瘀致眩"。明·杨仁斋《直指方》曰:"瘀滞不行,皆能眩晕。"清·潘楫《医灯续焰》篇认为,"眩晕者,有因死血者……,薄则上虚而眩晕生。"这些都阐明了血瘀与高血压的关系。因此,"阳亢""血瘀"亦是高血压发病的基本病理。活血潜阳法是治疗高血压病的有效方法。

从临床表现来看,头晕头痛,面红升火,心烦易怒,口唇紫暗,胸闷不适,舌下系带迂曲或肿胀,舌质紫红,脉弦涩等肝阳上亢、瘀血内阻的症候群为高血压患者最常见的症状。

综上所述,高血压病主要是由于先天禀赋不足,情志内伤、饮食失节、劳倦虚衰，以及体质等因素而导致人体脏腑经脉阴阳失调，气血逆乱，风火内生，痰湿瘀交阻，而使其正常生理功能遭到破坏。其病变部位主要在肝肾，其次为心、脾和奇经（冲任），而肝肾阴阳失调是本病最重要的病理变化。

二、中医学高血压病位学说

中医学认为，高血压病位在清窍，由脑髓空虚，清窍失养，或痰火上逆，扰动清窍所致，又与五脏密切相关。一般认为，高血压病时，阴阳平衡失调多始于肝，产生肝阳上亢和肝阴不足两种证候。在理论上，肝阳上亢后一方面累及肝阴和肾阴，成为肝肾阴虚，而肝肾阴虚又进一步促进肝阳上亢，从而形成阴虚阳亢；另一方面，肝阴不足也会累及心阴及冲任，形成心火亢盛和冲任不调。当阴阳平衡失调始于肾时，一般可形成肾阴不足和肾阳亏损两种证候。针对高血压病而言，多以肾阴损害在先，继而累及其他脏腑经络，故当肾阴不足时既累及肝阴、心阴、冲任，形成阴虚阳亢、心火上盛和冲任不调；而后累及肾阳，终致阴阳两虚。三是始于脾，多由饮食失调或素体脾虚而致食不化精，聚脂成痰，痰滞血瘀，致痰瘀互结，气血供求不平衡而发病。任何一条发病途径，均可影响及心经，出现相应的征候或并发病证。而肺经在高血压病的发生和发展过程中，其肃降和主治节的功能失调，起到一定促进和加剧病变的作用。

（一）肝与高血压

肝藏血，主疏泄。在五行属木，主升，主动，以血为体，以气为用，血属阴，气属阳，所以叶天士称其"体阴用阳"之脏。正常情况下调节着人体气机的升降出入，使气血和调，经络通利，脏腑组织器官活动也就正常和调。《临证指南医案·肝风》中指出："肝为风木之脏，因有相火内寄，体阴用阳，其性刚，主动主升，全赖肾水以涵之，血液以濡之，肺金清肃下降之令以平之，中宫敦阜之土气以培之。则刚劲之质，得柔和之体，遂其条达畅茂之性，何病之有？"若长期情志不畅导致肝失疏泄，气逆于上，血随气升，充塞清窍则头昏目胀，眩晕而痛，面红目赤，心烦易怒，即《素问·调经论》所说的："血有余则怒。"病程日久则化火伤阴，阴不制阳，肝阳独亢于上，升腾无制则化风而发为眩晕。《素问·至真要大论》曰："诸风掉眩，皆属于肝。"说明肝在高血压病的病理变化中有着重要的地位。

（二）肾与高血压

肾主水，藏精，司膀胱之开阖，为一身阳气之根本，内寓真阴真阳，为先天之本。肾之阳气充足则气化功能正常，通过三焦将肾中精气输送至全身，濡养和温煦各个脏腑组织，使机体得以正常运转。由此可见肾的主要生理功能为储藏五脏六腑的阴精，是真阴的根源，同时又蕴含着命门的真阳（先天的基础）。这些都是人体物质和功能的基础，只宜保藏，不能亏损，故肾病多属虚证。若先天禀赋不足或后天失养，都可导致肾阴或肾阳的虚损：肾阴不足则肾阳相对亢盛，阳盛则热，热之极便是火，火热之邪上扰则心脉流动薄疾，表现为心悸、失眠、多梦、遗精、月经不调、腰膝酸软等心肾不交之征；又有肾阴虚则水不涵木，肝阳独亢，表现为以眩晕、头痛、头胀、面赤等为主要证候的肝阳上亢之征。肾和肝两脏的关系密切，肝有赖于肾脏阴精的涵养，肾脏阴精亏损，首先影响肝脏，导致肝阳上亢；而反复的肝阳上亢，又必然会损伤肾阴。另外，肾脏的阴阳是相互依赖的，阴虚之后，阳亦亏损，成为阴阳两虚。

（三）心与高血压

心生血，主脉，司君火而藏神志，《灵枢》曰："心者，五脏六腑之大主，精神之所舍也。"心经的活动关系着五脏六腑，其中与肾的关系更为明显，心居上焦，肾居下焦，正常情况下，心与肾互相协调，互相制约，彼此交通，保持相对的平衡状态。如果两者之间失去平衡，肾阴虚则心火盛，出现失眠、心悸、多梦、遗精等"心肾不交"的病证。此外，心主血，肝藏血，心与肝在生理上具有密切的关系。当肝阴不足时，除了促使肝阳上亢外，同时也能使心火上盛，而心火过盛，反过来又耗损肝阴。

（四）脾与高血压

脾司中气，主运化，性升恶湿，并能统血。脾胃内伤则痰浊内生，中气不足，清阳不升，瘀滞脉道，久则影响血行不畅，痰瘀互结，脉络壅塞，心血为之而瘀滞，脾病及心，故临床可见到心悸、胸闷、胸痛、气短等症状。痰湿久郁而化热，热盛则生风，风生则动肝，这即是朱丹溪的"痰生热，热生风"的病机。另外，脾主肌肉，脾虚的表现不单表现在人体的消瘦；而更重要的是，体现在食不化精，而成为膏脂，使人过于肥胖超重，所以肥胖也是脾虚的证候之一。超重与肥胖，也正是高血压的高危因素之一。

（五）肺与高血压

肺主气，司肃降，并主治节。叶天士认为，"肝从左而升，肺从右而降"，这种肝气主升，肺气清肃下行，可平肝气，升降得宜，则气机舒畅。如肺气肃降失职，肝木无制，必致升发太过而"阳不下伏"，临床可见到头晕头痛等证候。

（六）冲任与高血压

冲任属于奇经八脉，且与肝经相通，任脉为"阴脉之海"，可调节阴经气血；冲脉其前行支与任脉相合，后行支与督脉相合，为"十二经脉之海"，且"冲为血海"，可调节十二经脉的气血。冲任的生理作用，同现代医学内分泌作用有着相似之处。冲、任脉与督、带脉相通，连成一体，同肝、肾经相连接，与高血压病的发生与发展有着密切关系。妇女绝经前后肾气渐衰，冲任二脉虚衰，阴阳二气不能平衡，全身气血阴阳皆会受到影响，肝肾不足，脑海不充，元神之府被扰，出现高血压病的诸多症状。又冲任乃阴脉之海，阴血不足，阴不制阳，虚阳上浮致高血压病。

尚有医家认为，高血压的病位应在血脉，非习俗所谓在肝。其依据如下：《灵枢·经脉》曰："人始生，先成精，精成而脑髓生，骨为干，脉为营，筋为纲，肉为墙，皮肤坚而毛发长……谷入于胃，脉道以通，血气乃行。"此言血脉营气的盛衰、脉道的通畅均与先天禀赋有关。当代已故中医学家赵锡武教授曾言："人之脉，'资始于肾''资生于胃''统于心''会于肺''约于肝'，是谓脉关乎五脏"（《当代名医临证精华·心悸怔忡专辑》），实属要言不烦。王清任在《医林改错》中倡导"亏损元气"，"元气即虚，必不能达管，血管无气，必停留而瘀"，是发生半身不遂之理，亦可从中得以启迪，故以为若将风眩病与西医学高血压病等同，无疑其病位应在血脉而非他指，血脉关乎五脏，尤为肝、肾、心、脑最为密切。

三、中医高血压病理机制

中医学认为，高血压的发病机制主要是在上述这些综合因素作用下导致机体气血阴阳平衡失调所致，根据一般发病规律，高血压病早期多属肝阳上亢，以后由阳亢逐渐变为阴虚阳亢，最后阴损及阳而呈阴阳两虚。长期以来，医学界普遍存在着高血压即等同于肝阳上亢，或阴虚阳亢的错误认识，一见高血压，不问何因何机，一律平肝潜阳。其实，高血压病有虚实之分，虚者为肝肾阴虚、肾精不足、脾气亏损、肾阳失煦等；实者，有痰浊、气滞、肝火、瘀血等。

高血压的基本病机为气血失和、阴阳失调。秦伯未《谦斋医学讲稿·论肝病》指出："凡肝脏机能亢进，出现热性及冲逆现象的概称'肝火'，亦即气火偏旺，冲逆无制，能影响其他脏腑，出现更多的病证。"临床常见头痛头胀、面红面热、急躁易怒、气粗口干、目赤耳鸣、血压升高、心悸动、尿短赤、便秘、舌红绛、脉弦数。气火亢逆影响肝的藏血功能，使气血运行失常，气血火热之毒，灼伤脉络，可见高血压病患者多种出血病证，如眼结膜出血、鼻衄、舌下瘀点、脑出血、镜下血尿等。唐容川《血证论·脏腑病机论》说："设木郁为火，则血不和，火发为怒，则血横决。"肝阳升动太过,过升则气血上壅,过动则失于宁静。气火上逆之极,可引发肝风内动,既可上扰巅顶,亦能旁窜四肢,甚则血随气逆,而发为昏厥及痉挛抽搐,正如《素问·生气通天论》所云:"阳气者,大怒则形气绝,而血菀于上,使人薄厥。"薄厥者有似于中风,或泛指脑血管意外。因此,气血逆乱乃高血压急症之病机特征,内生风火热毒是气血逆乱的直接致病因素。

高血压又以肝肾阴虚、气血不足为本,风、火、痰、瘀为标。正如《景岳全书·眩晕》载:"原病之由有气虚者,乃清气不能上升,或汗多亡阳而致,当升阳补气"气虚推动无力、血行迟缓则形成瘀血,故气虚往往导致血瘀,而瘀血内阻、脑失所养便发为眩晕。虞抟倡"血瘀致眩"观点,杨仁斋《直指方》"瘀滞不行,皆能眩晕"。另外,气虚不能制阳,阳升无制而化风,上扰清窍则眩,即"无风不作眩"。再则气虚水湿运化不利,可聚而成痰,血瘀津凝也可成痰,痰阻中焦,清阳不升而发为眩晕,此即"无痰不作眩"。痰为阴性有形之物,既滞留体内影响血液运行,又可产生瘀血。因此,气虚是高血压病的发病之本,水湿、瘀血、内风是气虚证的病理结果,是发病之标,然而日久不除亦可耗伤正气导致气虚。

随着对高血压理论研究的深入,有人以营卫学说为立足点,结合临床研究,认为营卫失调是高血压病总的病机。《难经·三十二难》云:"心者血,肺者气,血为营,气为卫,相随上下,谓之荣卫,通行经络,营周于外。"气血的运行循常道而能保证人体脏腑组织的煦濡之需,称为"气血冲和"。"气血冲和"的外候表现为正常的血压值范围,而"气血失和"的病理状况则表现为异常的血压变化,如血虚气弱可出现低血压,气盛血逆可出现高血压等。可见"营卫"具有调控血压的作用。外感阳热之邪,内生风火,扰乱营卫二气正常循行。张景岳说:"人身捍卫冲和不息之谓气,扰乱变动妄行之谓火。"卫本属阳,两阳相合,使卫气过度充盛脉络,营血随之而至,即《素问·痿论篇》所说:"色赤而络脉溢。"络脉溢说明心搏出量增加,而心搏出量增加,又可使脉道壅阻,心主血脉失常,从而使血压升高。内外寒湿之邪,阻滞经脉,使营气涩而不行,寒湿伤阳,卫气郁而不舒。《灵枢·痈疽》说:"营气稽留于经脉之中,则血泣而不行,不行则卫气从之而不通,壅遏而不得行。"营卫交感气化失常,济泌津液失度,津液不从正化而生痰浊,导致血瘀,津停,痰浊壅阻于络脉,络脉过度充盈,血压升高。

总之,肝肾阴阳失调是本病的病机重点,而其病机要点可概括为虚(肝肾阴虚)、火(肝火、肝阳)、风(肝风)、痰(痰湿)、气(气逆、气滞)、血(血瘀)等6个方面。由阴虚、阴虚阳亢、阴阳两虚至阳虚,是高血压(病)的病理演变过程,是中医认识高血压(病)由轻至重的过程。病变发展至中、后期,因病而产生的诸多病理产物,也会参与到疾病的发展过程中,在高血压(病)而言,尤以痰和瘀为最常见。

第 3 章

〜 动态血压监测 〜

　　自 20 世纪 60 年代末无创性全自动动态血压监测仪诞生以来，动态血压监测（ambulatory blood pressure monitoring，ABPM）技术经过 30 多年的发展和完善，已被广泛应用于临床。动态血压监测与偶测血压相比，能更真实地反映 24 小时的血压水平、血压波动情况、动态脉压、血压负荷、血压变异性及降压谷峰比值等；能更好地预示靶器官损害程度；评价降压药的疗效，指导降压药的合理使用。而传统的诊所血压（CBP）测量存在测量次数少、观察误差及白大衣效应，不能有效地反映血压的平均水平及血压的波动情况。因此，动态血压监测更有助于鉴别顽固性高血压、"白大衣高血压"等。动态血压监测的应用是高血压防治研究方面的一大进展，已经成为高血压诊断和治疗必不可少的依据。尽管目前还不能取代偶测血压法，但在高血压的临床诊断和治疗中越来越被广泛地应用。

第一节　诊断标准及监测方法

　　目前，国内推荐的动态血压的正常上限值为：24 小时均值<130/80mmHg，其中白昼均值<135/85mmHg，夜间均值<120/70mmHg。正常情况下，夜间血压均值比白昼血压均值低 10%～20%。

　　动态血压监测大多使用电子振盘式血压计，有电脑记忆装置，记录 24 小时内日夜平均血压，受试者保持日常工作和生活起居。记录时间通常为 24 小时，从上午 8：00－9：00 至次日上午的 8：00－9：00。根据国内专家的建议，规定白昼时间段为上午 6：00－晚上 22：00，夜间时间段为晚上 22：00－次日上午 6：00；白昼为 15～20 分钟测量 1 次，夜间为 20～30 分钟测量 1 次。研究表明，上述间隔次数测定所获得的 24 小时血压均值与动脉内直接测压数据有很好的相关性。24 小时记录的有效血压读数次数必须达到监测次数的 80％以上。

推荐使用经 BHS（1993）、AAMI（1993）和（或）ESH（2002）方案验证的动态血压监测仪，并每年至少 1 次与水银柱血压计进行读数校准，采用 Y 或 T 型管与袖带连通，两者的血压平均读数应＜5mmHg。袖带应缚于非优势上臂，同时告知被监测者测量血压时，测压侧手臂必须位于体侧保持伸展不活动状态，并做好 24 小时生活活动作息记录以及入睡和醒来的时间。

第二节　动态血压监测的指标体系

目前的动态血压指标体系由血压水平（平均血压、血压负荷、动态脉压）、血压变异性和血压昼夜节律 3 部分组成。

一、血压水平

（一）平均血压

最常采用 24 小时血压平均值、白昼（清醒活动）血压平均值、夜间（睡眠）血压平均值。大多数人白昼血压平均值＞24 小时血压平均值＞夜间血压平均值，且在非同日检测时的重复性相对较好。

迄今为止的大量横向和前瞻性研究均已证明，24 小时平均动态血压或白昼动态血压均值或夜间动态血压均值与心血管并发症、无症状脑血管疾病、早期肾小球损害等的相关性较偶测血压更好。文献曾报道，1076 例高血压者纵向随访 16 年，发现 24 小时血压平均值低于偶测血压值 10mmHg 以上者，要比 10mmHg 以下者心血管病死亡和病残率低。在同等水平诊室血压和同等程度靶器官损害者中，较高的动态血压水平更容易发生靶器官损害。

Moulopulos 等将 24 小时血压均值分为白昼血压均值和夜间血压均值，他发现前者升高与左心室质量指数相关，而后者升高与左心室后壁厚度、室间隔厚度和左心室质量指数均有良好相关性，其中 24 小时平均收缩压与超声心动图描记的舒张末压直径、室间隔厚度和左心室后壁厚度及左心房增大的相关性更高，提示收缩压在加重原发性高血压患者左心室肥厚和左心房增大的过程中起着重要的作用。

（二）血压负荷

由于血压的平均值有可能使一些较高的血压值被一些较低的血压值在平均化后

被掩盖，因此，有学者提出血压负荷值的概念，即血压超过某个阈值水平的次数比例。一般将白昼的负荷值定为≥140/90mmHg，夜间的血压负荷值定为≥120/80mmHg。血压负荷是指收缩压或舒张压的读数大于正常值的次数占总测量次数的百分比。由于血压负荷值是血压升高幅度和时间的二维综合指标，所以有较高的预测高血压靶器官损害的敏感性，为此，部分学者认为，血压负荷比血压均值更能精确地预测心血管事件。但血压负荷仅考虑了24小时中血压超过设定值在总测量次数中所占的比例，与血压增高的幅度无关，且非同日检测时的重复性相对较差，因此，它尚不能真正代表血压的增高和持续时间对心血管系统的影响。

(三) 动态脉压

脉压是收缩压与舒张压的差值，动态脉压为24小时脉压变化。在PIUMA的一项研究中，2010多个未接受治疗的单纯原发性高血压患者，平均随访3.8年，将门诊脉压值分成3个等级：≤50mmHg、51～65mmHg、＞65mmHg，总的心血管事件的发生率分别为1.38%、2.12%、4.34%，死亡事件的发生率分别为0.12%、0.30%、1.07%。每一级门诊脉压值中，随着24小时平均脉压值的增加，心血管事件的发病率和死亡率都会增加；而在24小时平均脉压＞53mmHg时，心血管事件的发生率显著增加。Verdecchia对2311例撤退治疗的高血压患者进行ABPM，随访14年出现了132例心脏事件和105例脑血管事件。在调整了年龄、性别、糖尿病、血脂和吸烟后，24小时脉压每增加10mmHg，心脏事件的危险性增加35%，而且24小时脉压是致死性心脏事件的独立危险因素。

二、血压变异性

血压变异性又称血压波动性，即个体在一定时间内血压波动的程度。一般以时域标准（即标准差）反映变异的幅度，以频域指标反映变异的速度。一般分为3种类型：瞬时变异（几秒种到几分种），长时变异（24小时内）和季节变异。瞬时变异大多由呼吸变化、脑力和体力活动引起；长时变异主要受睡眠和日常活动的影响，但也有内源性因素参与，包括中枢作用、神经反射、机械活动以及内分泌激素如儿茶酚胺、血管加压素等的影响。另外，机体压力反射敏感性下降导致高血压病患者的血压变异性增大。

由于上臂袖带测压法在短时间内的血压读数＜256次，而无法进行频域分析，因此，目前采用标准差/均数比值，可计算出24小时、白昼、夜间血压的变异系数，用以表示不同时间阶段血压波动的程度。研究表明，在高血压病患者中，不论何种平均血压，血压变异性大小与靶器官损害明显相关，血压波动大的高血压患者，其靶器官损害的发生率与严重程度均明显升高。在夜间血压下降率＞20％的老年人中，脑血管疾病，如静止性脑血栓形成发生率明显增加。一些作者观察到高血压病中血压变异性增高的患者，其颈动脉、眼底动脉和左心室肥厚的发生率分别较血压变异性正常的患者高 3.5、2.5 和 1.8 倍。血压急剧升高可引起心肌梗死、猝死、脑卒中和短暂性心肌缺血发生率明显上升。

　　另外，以 24 小时内血压最高值和最低值之差为 24 小时血压波动范围，也是临床上常用的简单的表示血压变异性的方法。

三、血压昼夜节律

　　反映血压昼夜节律变化的有血压波动曲线图和夜间血压下降率两种指标。

（一）血压波动曲线图

　　大量资料表明，血压受活动和睡眠的影响。活动使血压升高，睡眠时血压降低，无论是血压正常者抑或高血压患者的血压均呈明显的昼夜波动性，波动曲线类似长柄杓（杓形）。血压在清晨 2：00-3：00 处于最低谷，此后逐渐升高，至清晨血压急剧上升，白昼基本上处于相对较高的水平，大多数人有双峰（清晨 6：00-8：00 和下午 16：00-18：00），下午 18：00 以后血压呈缓慢下降趋势。这种血压昼夜节律变化对适应机体的活动，保护心脑血管正常结构与功能起着重要作用。血压昼夜节律受脑力、体力活动的控制，受交感神经和迷走神经平衡的昼夜节律性变化的影响及人体内激素分泌节律的调节。原发性高血压患者因上述调节机制中某一个或多个因素的异常，使血压昼夜节律异常。大多数高血压患者的血压昼夜波动曲线与血压正常者的波动曲线相类似，但整体水平较高，血压的波动幅度也较大，血压变异性增大，血压形态发生变化。高血压患者血压的波动大致可分为如下 4 种类型：①正常昼夜节律型；②昼夜节律减弱或消失型；③夜间血压升高型；④"嗜铬细胞瘤"型。

（二）夜间血压下降率

　　目前已经公认采用的夜间血压下降百分率即（白昼平均血压-夜间平均血压）/白昼平均血压×100％，用于判断动态血压的昼夜节律状况。多数学者认为，夜间血压下降百分率＜10％则为血压昼夜节律异常。血压昼夜节律状况与靶器官损害之间有较高的相关性。有分析认为，夜间血压下降现象消失可能与高血压的病情发展阶段有关。当夜间血压（主要是收缩压和平均动脉压）均值比白昼血压均值下降＞10％或＞10mmHg，即为夜间血压下降或称为"杓形"血压；反之，夜间血压下降＜10％或＜10mmHg，昼夜血压曲线平缓，血压昼夜节律消失，称为"非杓形"血压。有报道高血压病"非杓形"者在西方国家占17％～40％，尤其是老年高血压、重度高血压及有明显靶器官损害的患者，其血压昼夜波动幅度减小或消失。然而，我国大样本的流行病学研究表明，无论是正常人还是高血压病患者，血压的"杓形"规律不像欧美人群那样明显，夜间血压降低者少，夜间收缩压降低与左心室肥厚相关性差，因此，在我国"杓形"血压的诊断和预后意义还有待进一步观察。

第三节　动态血压监测的临床应用

动态血压监测目前在临床工作上主要用于诊断白大衣性高血压、隐蔽性高血压、难治性高血压，评估血压升高程度和血压昼夜节律，目前尚不能取代诊室血压作为高血压诊断和分级的依据。动态血压监测在临床研究方面有很好的应用前景，例如心血管调节机制研究、心血管危险预测、新药或治疗方案疗效评价等。

一、动态血压监测与诊所血压的优缺点比较

（一）ABPM 的优点

1. **无白大衣效应**　虽然第1～2小时常不够准确需要除去，但总体来说治疗不会因白大衣效应导致药物使用不当而过度降低，尤其对老年人。

2. **无安慰剂效应**　由于诊所测压研究中安慰剂有降压作用（20％～40％），24小时动态血压监测可避免这种误差。

3. **无观察误差和读数选择偏差，较好的重复性**　24小时动态血压监测的可重复性比诊所测压高3倍，误差较小，且干扰因素少。

4. **有助于了解个体化血压及降压药的疗效**　通过24小时动态血压监测，可以全面了解每个个体血压升高的规律，以此指导个体化用药，更好地预防心血管事件的发生。同时，可总体评估降压药物的谷/峰（T/P）比值。

5. **有助于判断预后**　24小时动态血压监测在推测心血管危险性预后方面的相关性明显优于诊所测压已被公认。

（二）ABPM 的缺点

1. **读数可能欠准确**　每次测得的血压读数可能欠准确，尤其在活动时，睡眠

质量影响夜间血压读数，每小时血压均值的重复性较差。

2. 检查费用较贵，检查耗时较长　由于 24 小时动态血压监测的检查费用较贵，检查花费的时间较长，使部分患者更愿意接受诊所测压，而限制了在临床诊疗上的普及应用。

3. 24 小时 ABPM 测定存在体位影响的问题　尤其是夜间卧位血压。在睡眠状态，动态血压测定手臂位置通常难以与心脏保持同一水平，因此，有些人的夜间动态血压会出现有几点血压明显低的现象。

4. 需要更多与预后关系的证据　需要降压治疗循证证据。

二、对高血压诊断的意义

（一）有助于高血压的诊断

由于 24 小时血压的波动性，部分早发性高血压患者在一天 24 小时中仅部分时间段血压升高，如仅靠偶测血压极易漏诊。因此，对于可疑高血压患者进行 24 小时动态血压监测，有助于及时发现和确诊高血压或临界高血压患者。另外，24 小时动态血压监测还有助于判断是收缩压升高和（或）舒张压升高。约 50％的 2 型糖尿病患者合并有高血压，但是 2 型糖尿病患者中有相当一部分诊所血压测值正常，通过 24 小时动态血压监测可以及时的发现被掩盖的高血压，便于及早合理治疗。妊娠中约有 30％存在白大衣高血压现象。动态血压监测的临床应用扩展了人们对血压波动规律的认识。然而，动态血压不同于诊室血压，前者在日常生活起居活动情况下，包括睡眠和不同体位，由仪器自动测量数十次；后者在休息 5～10 分钟后取坐位由医护人员测量单次或数次。判断血压升高的标准也不同：诊室血压≥140/90mmHg，白昼动态血压≥135/85mmHg。因此，动态血压和诊室血压的诊断价值与临床意义不完全相同。

（二）判断白大衣高血压 （WCH）

"白大衣高血压"亦称诊所高血压，约占人群高血压的 10％，表现为诊所血压升高，而 24 小时动态血压正常。多见于女性、年轻人、体型瘦以及病程较短者，24 小时动态血压监测有助于判别是否 "白大衣高血压"。所以，在下列情况下，应考虑进行 24 小时动态血压监测，以明确是真正的高血压，还是白大衣高血压：①诊所内血压≥140/90mmHg，而诊所外血压＜140/90mmHg；②新发现的高血压；③女性；④无左心室肥厚。白大衣高血压是否将来发展成持续性高血压，目前尚无定论。

此外，还有一种"白大衣效应"现象，约占确诊为高血压人群的75％，即诊所血压明显高于24小时动态血压。在无靶器官损害的情况下，动态血压监测是评价血压，尤其是白大衣效应的有力手段。因此，24小时动态血压监测比诊所血压更有利于指导高血压患者的合理用药。

（三）发现清晨高血压和夜间高血压或低血压

人体血压24小时变化模式为：夜间睡眠时的血压水平比白天低10％～20％，午夜2：00－3：00降至最低值，此后缓慢而平稳的逐渐升高；凌晨6：00突然迅速激剧升高，8：00左右达到最高峰值。近年来流行病学及临床研究发现，清晨高血压与心脑血管意外事件密切相关，夜间高血压与靶器官损害密切相关。因此，合理有效地控制夜间及清晨高血压对保护靶器官，防止心脑血管事件至关重要，24小时动态血压监测可以提供重要的依据。即使24小时动态血压监测所测均值在正常范围（<130/80mmHg），但收缩压及舒张压的夜间/白昼比值每升5％，心脑血管的危险性将升高20％，即夜间血压明显升高，昼夜节律减弱或消失，甚至昼夜节律倒置呈反构形者预后不良；但如果血压节律呈极度构形（即夜间血压下降大于白昼血压的20％）预后也不良，发生脑卒中的危险性加大，尤其是曾经发生过缺血性脑卒中的患者。

多数原发性高血压患者的血压形态与正常人相似呈构形曲线，可见睡眠中血压下降现象，而重度高血压及继发性高血压多数无明显昼夜节律变化，呈非构形曲线，因而，夜间血压下降提示原发性高血压。

（四）判断顽固性（难治性）高血压

在高血压的临床治疗中，有部分高血压患者虽然联合应用了含利尿药在内的3种或3种以上的降压药物治疗，血压仍≥140/90mmHg，称为"顽固性（难治性）高血压"。在这些患者中，为了明确是否真正的"顽固性"还是"白大衣性"，一般来说诊所测压难以确定，只有24小时动态血压监测才能帮助临床医师作出合理的判断。此外，真正的顽固性高血压也需要依靠24小时动态血压监测分析结果调整用药剂量及服药时间以逐步达到完全控制血压。

三、对临床治疗的意义

由于高血压的时间生物学特征，高血压的治疗应遵循时间治疗学规律采用平稳持久的治疗原则。选用具有24小时疗效的药物，保持24小时均能产生平稳的降压效应，以降低高血压患者清晨的血压，从而避免心血管事件的发生，同时恢复正常的构形曲线，降低血压的变异性，有效的保护靶器官。24 小时动态血压监测可以为高血压的时间治疗学提供可靠的依据、指导降压治疗及评价药物疗效。同时，由于 24 小时动态血压监测具有如下特点：①重复性好；②误差较小；③干扰因素少；④可总体评估降压药物的谷/峰（T/P）比值的优势。目前已广泛应用于临床评价降压药的疗效和药理特点以及指导个体化的治疗。

（一）评价降压药物的疗效

谷峰比是评价降压药物降压的平稳性和持续性的重要指标，动态血压监测可以较准确地反映降压药物的谷峰比。目前，动态血压监测已被美国 FDA 批准为评价降压药物疗效和指导用药的必不可少的手段。

为了更好地预防心脑血管事件的发生，专家主张将运动中或血压波动高峰时的血压控制在理想水平，临床降压治疗建议选择具有卓越谷峰比值的长效药物，因为，长效药物具有一天 24 小时平稳的降压作用、最大限度地减少血压的变异性、有效恢复异常的血压形态、遏制清晨血压激增。所以，正确评价药物疗效和降压治疗方案尤为重要。应用偶测诊所血压或自测血压来评估降压药物的疗效，具有一定的局限性。如"白大衣效应"可使诊所测压过高，易造成过度服用降压药，而增加经济支出和药物的不良反应。因此，24 小时动态血压监测能准确地判断患者的真实血压，而且 24 小时动态血压监测还可以通过计算降压效应的 T/P 比值反映 24 小时血压控制的平稳程度。

欧洲老年单纯收缩期高血压研究结果提示老年患者常规测压比 24 小时动态血压监测的日间平均血压高 20mmHg，从而导致服用降压药过量、血压过低，影响预后；而且，老年人对药物的不良反应特别敏感，增加用药的危险性。因此，老年高血压患者应经常定期做动态血压监测。

（二）指导临床治疗

根据血压变化的生理规律及降压药物在体内的峰谷时间合理用药，以保证 24 小时有效平稳的降压效果，预防靶器官的损害，在高血压的治疗中至关重要。通过 24 小时动态血压监测可以了解治疗过程中血压水平、降压峰效应、持续作用时间、谷峰比值等，调整降压治疗方案和服药时间。如夜间血压下降率≥10%或降至正常的高血压患者可选用起效快的降压药物，具体服药时间是清晨 6：00－7：00 和下午 16：00－17：00，这样能将高峰时血压降至正常。若患者血压 24 小时均持续增高或夜间血压下降率＜10%，治疗时应选用长效降压药物或在睡前加服 1 次降压药物；如果是联合运用多种长效药物，可根据 24 小时动态血压监测分析结果分时段服药，避免将所有药物均在清晨 1 次服用。

另外，24 小时动态血压监测还有助于治疗时降压药物的选择及指导个体化的治疗。有研究发现，转化酶抑制药使夜间血压下降较明显，钙离子拮抗药和利尿药对白昼和夜间血压的下降程度大致相同，而 β 受体阻滞药、α 受体阻滞药等则使夜间血压下降的幅度较小。这种对昼夜血压的不同降压作用对临床选择药物治疗时十分重要。即便如此，由于个体差异，有些人虽服用了长效降压药物，但可能 T/P<0.5。所以不能维持 24 小时的降压效果，表现为清晨服药后，白天血压降至正常水平，到黄昏时至次日清晨服药前血压仍升高，对这些患者应采用 24 小时动态血压监测评估 T/P，验证药物的长效性并进行个体化的指导服药。

总之，24 小时动态血压监测已成为高血压临床诊断及鉴别诊断、合理用药、疗效评价、个体化治疗等必不可少的工具。

四、对预后的评估

血压在每天 24 小时具有白昼较高，夜间较低的波动规律。而清晨血压的升高与心脑血管事件有关，夜间血压升高与靶器官的损害密切相关已成共识。高血压患者存在靶器官损害，提示预后不良。虽然诊所血压与靶器官损害和死亡率相关，但动态血压值评价靶器官损害和预测疾病的危险性更优于诊所血压值。

前瞻性研究也显示，24 小时动态血压均值低于偶测血压值 10mmHg 以上者，比低于 10mmHg 以下者有较低的心脑血管死亡率和病残率。从而表明动态血压是心血管危险性的一个独立预测指标。在原发性高血压中，动态血压比偶测血压或其他传统的心血管危险因素（包括超声心动图检测的左心室肥厚）能更准确的进行危险分层，也有助于判断高血压的发展趋势。此外，通过计算 24 小时监测的收缩压与舒张压之间的关系，可评估大动脉的弹性功能，预测心血管事件特别是脑卒中风险。

（一）与靶器官损害的关系

异常的血压形态与高血压靶器官的损害关系密切，常见的异常血压形态有非杓形、极度非杓形或反杓形和极度（或超）杓形。

1. **左心室肥厚**　左心室肥厚是高血压常见的、较早出现的并发症。现已证实，左心室肥厚是心血管病发生和死亡的独立危险因素。目前肯定地认为，24 小时血压水平与左心室肥厚相关，尤其是夜间血压水平与左心室肥厚的关系更明显；同一血压水平，非杓形血压比杓形血压对左心室肥厚的不良影响更大，收缩压较舒张压与左心室肥厚的相关性更强。

近年的研究证明，动态血压测得的高血压值与左心室肥厚相关程度明显大于偶测血压值，能更准确的预测左心室肥厚的发生。其中与 24 小时平均收缩压相关性最好。Moulopulos 等认为，白昼血压均值升高与心脏左心室质量指数（LVMI）相关，而夜间血压均值升高与左心室外后壁厚度、室间隔厚度和 LVMI 均有很好的相关性，LVMI 与血压昼夜节律变化亦相关，推测夜间血压水平持续升高和昼夜节律消失可使心血管系统长时间处于负荷状态，导致左心室肥厚。血压昼夜节律消失的高血压患者，左心室肥厚检出率明显高于血压昼夜节律正常的高血压患者（46.6%：21.6%）。逐步多元回归分析表明，夜间收缩压是 LVMI 独立预示因子。维持高血压患者的"杓形"血压有利于阻止或延迟靶器官的损害。

2. **动脉粥样硬化**　血压升高、血流动力学的改变导致大、中动脉（颈动脉、髂动脉、股动脉或主动脉）处形成动脉粥样斑块。通过颈动脉超声等可观察颈动脉内膜中层厚度（IMT），提示颈动脉处粥样硬化的程度，以初步了解大、中动脉的粥样硬化情况。IMT 增加是一种非侵害性的早期动脉壁改变的标志。流行病学表明，IMT 增厚至 1mm 或 1mm 以上表明有发生心梗或脑血管疾病的危险。在多项夜间血压下降率与靶器官损害关系的研究中发现，IMT 与 24 小时血压水平显著相关。

3. **视网膜动脉狭窄**　通过观察眼底视网膜动脉的变化，可了解全身小动脉硬化的程度。日本学者在原发性高血压"非杓形"现象与夜间自主神经功能紊乱和视网膜病变进展的关系研究中表明，在均衡了性别、年龄、体重指数、病程、24 小时血压等因素后，"杓形"组高血压患者视网膜病变程度明显轻于"非杓形"组，且夜间收缩压是视网膜病变进展的独立预见因子。

4. **脑卒中**　高血压是脑卒中独立和最主要的危险因素。有研究发现，大脑血管的损害与 24 小时动态血压参数有良好的相关性，特别与夜间血压变化更密切。尤其在老年高血压患者中，应用 24 小时动态血压参数分析是判断脑血管损害的一个有力指标，往往在脑梗死的患者中，特别是腔隙性脑梗死，"非杓形"血压较"杓形"血压者发生率高。Shimada 等通过磁共振技术和 24 小时动态血压监测发现，在老年高血压患者和老年正常人中，无症状腔梗和脑室周围白质损害的发生与动态血压的相关程度较偶测血压高，夜间平均血压与腔梗和脑室周围白质损害的相关系数较日均血压大。动态血压昼夜节律消失的高血压患者，24 小时血压处于较高水平，夜间血压持续增高，脑血管长期处于高负荷状态，脑血管意外事件的发生将大大增加。几乎所有研究均发现"非杓形"血压患者卒中发生率显著高于"杓形"者。恢复血压昼夜节律对靶器官损害的逆转和改善预后具有重要意义。另有研究表明，夜间动态脉压增加 10mmHg，脑卒中发生率增加 43%；动态血压的血压变异性增大和血压负荷的增加均与卒中的发生关系密切。Shimada 等的研究发现，脑损害与偶测血压相关不明显，而与 24 小时动态血压参数有良好相关性，这种相关性与夜间血压变化更密切。

5. **蛋白尿和（或）肌酐轻度升高**　24 小时平均血压及白昼血压负荷与血、尿 β_2 微球蛋白明显相关，夜间平均血压和夜间平均血压负荷与之也有相关性。对年龄 >80 岁的超老年人群高血压靶器官损害的一项研究表明，24 小时动态血压监测与传统偶测血压方法结果一样，均能发现高血压患者尿蛋白肌酐比明显高于正常血压者，而 24 小时动态血压的相关性更强。该项研究还发现超老年高血压患者中，高尿白蛋白排泄与夜间血压密切相关。

6. **肾功能不全**　大量流行病学研究发现，肾功能不全与血压的升高呈连续性正相关。肾功能的主要评估指标是血清肌酐（Cr）浓度，这个指标可以判定患者的发病率和死亡率。尿蛋白排泄超过 300mg/d 是高血压发展和肾功能衰竭的危险因素。尿白蛋白超过 30～300mg/d 是肾损害的敏感指标，标志着可能会发展成肾功能衰竭，也可以出现在糖尿病患者中。

Timio 等将高血压肾病患者分成"杓形"和"非杓形"两组研究发现，在夜间血压下降减少的"非杓形"组，24 小时血压负荷增加，肾功能恶化速度更快，对 IgA 肾病所致的慢性肾衰竭，24 小时动态血压监测结果同样显示夜间血压高者肾功能下降更快。

对于 1 型糖尿病患者，无昼夜节律血压是预测严重心血管并发症危险性的重要指标之一。有研究发现这类患者 24 小时动态血压的夜间收缩压明显升高，且先于微量白蛋白尿（糖尿病肾病的早期诊断指标）的出现。因此，1 型糖尿病患者出现非杓形血压，预示着尿微量白蛋白发生的可能。另外，有相当部分的 2 型糖尿病患者诊所血压"正常"，但 24 小时动态血压监测却发现已经存在高血压。

（二）对高血压病情的判断

24 小时动态血压水平、昼夜节律变化、血压变异性及血压负荷等与高血压的病情程度均有很好的相关性。如血压水平持续升高，昼夜节律减小或消失、血压变异性大、血压负荷增高等均提示存在高血压并发症和发生心脑血管事件的可能性增大，而且呈正相关，故可根据它们的变化判断病情轻重。在同等水平诊所血压和同等程度的靶器官损害中，较高动态血压水平更容易发生并发症，而且通过血压昼夜节律的类型可预测与血压相关的并发症。

1. **杓形（正常昼夜节律型）**　见于大多数低中危高血压患者，但随着年龄的增长，昼夜波动幅度变小。

2. **非杓形（昼夜节律减弱或消失型）**　即夜间血压下降＜10％，约 25％的高血压患者，如果合并有糖尿病时可更高。多见于高危以上的高血压患者或伴有心脑肾靶器官受损者，以及某些继发性高血压和有严重睡眠障碍者。

3. **极度非杓形或反杓形（夜间血压升高型）**　即夜间血压反而比白天升高，表现为白昼血压正常或低下，夜间血压持续升高，是心脑血管事件的强预测因素，独立于动态血压监测水平，预后差。多见于严重自主神经功能障碍者和部分有动脉粥样硬化的高龄老年人。

4. **极度杓形**　即夜间血压下降＞20％，可能与清晨血压的过度升高和直立位高血压有密切关系，非致死性缺血性脑卒中和无症状性心肌缺血的危险性明显增加。

5. **"嗜铬细胞瘤"型**　常表现为发作性血压明显升高和直立性低血压，多见于嗜铬细胞瘤、极少数高血压、肾血管性高血压及内分泌性高血压等。

运用 24 小时动态血压监测判断高血压的严重程度不仅与血压水平、血压昼夜节律有关，而且与血压的变异性有关。持续血压升高的患者血压变异性越低，靶器官损害的并发症愈严重。另有研究表明，白大衣高血压患者的左心室重量低于持续性高血压患者，但高于非高血压人群，提示白大衣血压是中间病理状态。非杓形或反杓形高血压与杓形高血压相比，血压相关并发症危险更高，有证据提示夜间血压可能是最好的危险预测因素。

五、用于高血压的基础研究

1. **对血压波动变化及血压变异的研究**　综合全面分析随血压波动而升高或降低的体内生理活动变化或生化指标变化，对研究高血压的发病机制具有实际意义。

2. **将会促进心脑血管病的研究进展**　特别是在临床和基础研究领域起到重要作用。

第 4 章

高血压临床评价及诊断步骤

　　高血压既是不同原因和疾病的一种临床表现，又是导致心脑肾靶器官损害的重要危险因素。所以，对于每一位高血压患者的诊断，除了确定其血压水平及相关的其他心血管因素外，还应明确引起高血压的原因，并及时发现靶器官的损害及相关的临床情况，以便及时治疗控制其发展。因此，作为临床医师只有通过详细的询问病史、临床体格检查、同时结合相关的辅助检查，才能作出全面的正确的临床诊断。

第一节　高血压临床症状评估

　　高血压患者的临床症状包括：①血压升高本身导致的症状；②引起血压升高的原发疾病的症状；③高血压所致靶器官损害和相关疾病的症状。

一、血压升高本身导致的症状

　　血压升高临床上表现包括头晕头痛、眩晕耳鸣、失眠多梦、记忆力下降、胸闷心悸、心慌气短、恶心呕吐、四肢乏力、易疲劳嗜睡、体力下降等。但不同的人临床症状各异，多数人因上述不同症状就诊而被发现高血压；也有相当部分人虽然血压高却无任何症状被漏诊而延误了治疗，直至出现靶器官损害甚或严重并发症，如急性脑血管病、心肌梗死、心力衰竭等就诊时方才发现高血压。所以，为了提高高血压的诊断率，对血压正常的人建议人们定期测量血压是很有必要的（20-29 岁，1 次/2 年；≥30 岁，每年至少 1 次）。

二、继发性高血压各原发疾病的症状

（一）肾性高血压

肾性高血压主要为肾实质性高血压、肾血管性高血压，其中肾实质性高血压发病率较高，仅次于原发性高血压而居高血压中第 2 位。高血压的各种症状在肾性高血压中同样可以存在。

1. **肾实质性高血压**　多由急慢性肾小球肾炎、肾病综合征等肾实质病变所致的高血压，除了可以有高血压的各种症状，最突出的是伴有明显水肿、中到大量的蛋白尿和镜下血尿。因此，与同等水平的原发性高血压相比，肾实质性高血压更易发生心血管并发症，更多进展成恶性高血压；若血压未能很好控制，则加速肾实质病变进展而损害肾功能。

2. **肾血管性高血压**　主要由一侧或双侧肾动脉狭窄导致肾实质缺血所致，常见于多发性大动脉炎、肾动脉粥样硬化、先天性肾动脉发育不良、先天性纤维肌性结构不良、Marfant 综合征等，可出现相应的症候群。

（二）内分泌性高血压

肾上腺皮质和髓质分泌过多的激素均可导致高血压。

1. **原发性醛固酮增多症**　醛固酮有潴钠排钾作用，同时可以促进尿镁的排泄，因此，临床上除了表现为血压升高外，还可出现低血钾引起的神经肌肉、心脏及肾脏功能障碍，以及低血镁导致的肢端麻木和手足抽搐等。

2. **柯兴综合征**　除有血压升高，患者新近出现或近期有进行性向心性肥胖、四肢肌肉萎缩无力、皮肤出现紫纹等症状和体征。

3. **嗜铬细胞瘤**　90％左右嗜铬细胞来源于肾上腺髓质。嗜铬细胞瘤多为良性。由于持续或脉冲式释放过多的儿茶酚胺，故其临床表现复杂多变，主要为持续性高血压和阵发性高血压或持续性高血压阵发性加剧，以及头痛、多汗、怕热、消瘦、心慌、面色苍白、甚至血糖升高等高代谢方面的临床症状。

（三）高血压所致靶器官损害及相关疾病的症状

1. **高血压与心脏**　长期高血压可引起心脏功能和结构的改变，早期表现为左心室肥厚和（或）舒张功能减退，进一步发展可出现收缩功能减退，最终发生心律失常、心力衰竭及与高血压密切相关的冠状动脉病变，如心绞痛、心肌梗死等。

左心室肥厚（LVH）是高血压性心脏病的独立危险因素，25％～40％的高血压患者合并 LVH。高血压性左心室肥厚在一定程度上是心肌对血压（心脏后负荷）升高的一种代偿性改变，以维持足够的心排血量。但随着病情的持续发展，可引起心肌细胞肥大、增殖和迁移，胶原纤维增多，间质纤维化，最后导致心肌顺应性下降，心脏收缩功能和舒张功能相继减退，冠状动脉血管重塑，加快粥样斑块形成，心肌缺血加重，使非致死性和致死性心血管事件的发生率增高。研究证实，有 LVH 者比无 LVH 者心力衰竭发生率高 10 倍；有 LVH 的高血压患者 30％左右有室性心律失常，可能是高血压性心脏病猝死的重要原因。LVH 的程度不仅与血压水平有关，还与高血压的病程长短有关。另外，肥胖、交感神经活性及肾素-血管紧张素-醛固酮系统（RAAS）水平等对 LVH 也有作用。可出现胸闷、心悸，甚至胸痛、夜间阵发性呼吸困难等相应的临床症状。

2. **高血压与脑卒中**　高血压为脑卒中的首要危险因素已是不争的事实，许多资料显示无论收缩压或舒张压，血压水平均与脑卒中的相对危险性的增加呈连续的、线性的正相关关系，且这种相关关系无性别差异；在已发生脑卒中的患者中，血压水平与再次脑卒中同样也呈连续的正相关关系。但近年，一项进行了 10～12 年的随访研究观察不同血压水平与随访期间脑卒中的危险性发现，收缩压水平和脉压更大程度地决定脑卒中的危险性，脉压＞80mmHg 者发生脑卒中的相对危险性是脉压＜50mmHg 的 3～4 倍。

与西方发达国家高血压并发症主要为冠心病心肌梗死不同的是，在我国高血压所致的靶器官损害中，发病率最高者为脑卒中，高血压所致的脑卒中是心肌梗死的 4～6 倍。众所周知，正常成人脑重为体重的 2％～3％，但脑的血供却约占全身血流量的 20％。由于人脑组织无葡萄糖和氧的储备能力，因此，在脑细胞组织的代谢活动中所需的氧和葡萄糖，必须依靠脑循环提供的血流来维持。而脑血流量与脑动脉的灌注压呈正比，与脑血管的阻力呈反比。长期血压升高可促使脑动脉发生粥样硬化，管腔变窄，血管阻力增加，导致脑供血不足，临床上可出现头晕、头痛、肢体麻木、记忆力减退、甚或意识障碍等相应的症状和体征。高血压所致脑卒中常见的类型有以下几种。

（1）脑梗死：长期血压升高脑动脉粥样硬化时管壁增厚、管腔变窄、不稳定的斑块破裂、内膜受损、局部微血栓形成堵塞血管——血栓性脑梗死；如果病变为较小的脑动脉（直径在 $100～400\mu m$），则为腔隙性脑梗死的主要原因；另外，长期高血压的小动脉硬化易导致大脑皮质下小动脉发生玻璃样变性，管腔缩小，造成皮质下白质低灌注，引起大脑半球白质的弥漫性缺血——皮质下动脉硬化性脑病或称 Binswanger 病，也称为"脑白质疏松症"。

（2）脑出血：动脉粥样硬化导致动脉壁结构的改变可形成小动脉瘤或微动脉

瘤，血压升高时易破裂，这是高血压性脑出血的主要原因。

（3）蛛网膜下腔出血：如果高血压时在颅内动脉分叉处形成动脉瘤，常常是蛛网膜下腔出血的重要原因。

（4）短暂性脑缺血发作（TIA）：长期高血压促使颈内动脉、椎基底动脉硬化，管壁增厚，管腔变窄，在此基础上任何原因（如一过性低血压、头颈部过伸或转动、颈椎骨质增生等）均可使其出现暂时性的供血不足，导致发作性的脑功能障碍，并出现相应的症状及体征，但 24 小时内可恢复如常；但 TIA 反复发作易导致脑梗死。

（5）血管性痴呆：上述各种脑卒中导致脑循环障碍后引起脑功能降低是造成脑血管性痴呆的主要原因。

3. 高血压与肾脏 正常情况下，肾脏对动脉压的变化非常敏感，可通过调控血流动力学及钠排泄，保持正常血压的稳定。而调控体钠平衡的作用是肾脏调节血压最主要的机制，这可能与肾脏组织不同的血流分配有关。肾脏血流的分布以皮质为多，约占肾脏总血流量的 80%，且肾皮质血流速度明显大于髓质的血流速度。生理情况下，肾血流通过自身调节机制而使肾皮质血流量在一定灌注压范围内相对恒定，但肾髓质的血流则随动脉血压的变化而波动。因此，肾髓质受高血压的影响较早。增加髓质的血流量易使水钠潴留，而增加皮质的血流则易于钠的排泄。

许多研究已经证实，钠盐的摄入可加重原有的高血压或使高血压提前出现，而限制钠盐的摄入可以在不同程度上减轻高血压，由于肾脏独特的血流动力学作用及对体钠的平衡机制，决定了肾脏与高血压的密切关系。

长期高血压可致肾小动脉硬化。高血压患者血压持续升高 5～10 年以上，除有左心室肥厚，还可出现轻中度的肾小动脉硬化，逐步引起肾脏供血不足，进而继发肾实质及肾间质的损害，由于肾小管对缺血损伤的反应较肾小球敏感，因此，肾脏受累时最初即可表现为夜尿增多，继而可出现蛋白尿，严重者可有血肌酐及尿素氮的升高。肾脏是高血压的主要靶器官之一，长期高血压是慢性肾功能不全的病因之一，高血压一旦引起肾功能的受损，则使高血压进一步恶化，故两者互为因果，形成恶性循环。

4. 高血压与糖尿病 高血压是糖尿病的好发合并症，且对糖尿病的进展至关重要。在糖尿病患者中高血压的发生率明显高于非糖尿病患者，前者为后者之 2 倍。有流行病学资料表明，糖尿病患者中 45% 死亡因素与高血压有关，35%～75% 有并发症的糖尿病患者与高血压有关。而高血压患者近 80% 存在糖耐量异常或肥胖。

另外，高血压与高血脂也常常合并存在，这可能与两者之间存在着共同的代谢异常有关。

第二节　高血压中西医结合研究

有着数千年历史的中医学对疾病的认识和阐释主要根据患者的主诉症状、临床表现及舌脉象，从整体观念出发，分析病因病机，辨证与辨病相结合。中医学认为，每一种症状都有不同的病因、病机，而不同的症状可以由相同的病因和病机引起，因此，治法上相应的也就有同病异治和异病同治，这也是中医学与现代医学在疾病治疗上的不同之处。

一、对症状表现的研究

虽然眩晕、头痛、中风等症状与高血压病及其并发症的临床表现有关，但有些高血压病患者虽然血压升高，可并没有相应的症候表现。因此，中医学对高血压病的认识主要是从症人手。

（一）高血压的主要临床症状

高血压（病）是以体循环动脉压增高为主要表现的临床综合征，可导致全身各主要脏器的严重损害，引起脑血管意外、冠心病、心力衰竭、肾功能不全等并发症。因此，其临床症状多达数十种，比较常见的有眩晕、头痛、头胀、面赤、心悸、烦躁、失眠、肢体麻木、肌肉跳动、腰膝酸软等。

据统计，高血压患者中，眩晕表现为主约占70％；心悸、失眠、头痛为主的占40％～50％。朱克俭等研究高血压病1038例，归类出17个证候，其中肝阳上亢、阴虚阳亢、肝肾阴虚以及肝风上扰是高血压病的主要证候，痰浊中阻和瘀血阻络是高血压病与体重和并发症密切相关的常见证候或相兼证候。刘亦选等观察了1239例高血压病的各部位症状，结果发现头部症状（头晕、头痛）1082例，占87.33％；躯干症状（心悸、胸闷）623例，占50.28％；四肢症状256例，占20.66％。杨守义通过对229例高血压患者的症状分析（每一患者统计一个主症，不重复统计），眩晕为主90例，占39.3％；头痛、头胀为主69例，占30.1％；心悸、失眠为主37例，占16.2％；腰膝酸软为主22例，占9.6％；肢体麻木为主11例，占4.8％。周文泉的调查结果表明：在高血压病诸证候中，常见证候依次为肝肾阴虚（29.67％）、痰瘀阻络（24.33％）、痰浊壅盛（10.0％）、脾虚浊阻（9.33％）、肝阳上亢（9.33％）、阴阳失和（6.0％）、肝火上炎（4.3％）、阴阳两虚（3.33％）等。

（二）高血压常见症状的概念

虽然高血压病的临床症状甚多，但头为"诸阳之会""精明之府"，五脏精华之血，六腑清阳之气皆会于头部，故其中以眩晕、头痛等上部症状最为多见。

1. **眩晕**　眩晕是高血压病最常见症状之一，是目眩和头晕的总称。《证治汇补·眩晕》中说："眩者，言视物皆黑；晕者，言视物皆转；二者兼有，方曰眩晕"。目眩即眼花或眼前发黑，视物模糊；头晕即感觉自身或外界景物旋转，站立不稳；二者常同时并见，故统称"眩晕"。轻者经闭目休息片刻后，可逐渐缓和减轻或消失；重者如坐舟车，旋转不定，站立不稳，或伴有恶心、呕吐、汗出，头重足轻之感；病情严重者可突然晕倒、神志不清，甚或猝死，或虽不至于死，但可遗有口眼㖞斜、语言不利、半身不遂等症，即所谓"中风"。因此，眩晕是高血压最常见的症状，中医将眩晕作为病证而论治，眩晕可以发展为中风，古代医家认为"眩晕乃中风之渐"，主要是指高血压所引起的眩晕。

该证历代医籍论述颇多。眩晕在古代文献中称为"掉眩""头眩""眩冒""眩运""风眩""眩""头面风"等。《黄帝内经》中首先有关于眩晕的记载，其称之为"眩目""眩"。《素问·至真要大论》"诸风掉眩，皆属于肝"，提出眩晕与肝的关系，成为后世对高血压病辨证论治的一条重要病机。汉代张仲景认为，痰是产生眩晕的主要原因，开创了因痰致眩的先河。他对眩晕一证虽未有专论，但有"眩""目眩""头眩""身为振振摇""振振欲擗地"等描述，与高血压及其对心、脑、肾损害的部分症状表现较为接近。所载方剂，小半夏加茯苓汤、泽泻汤、苓桂术甘汤、真武汤等为临床治疗高血压病痰浊中阻证、脾虚湿阻证、脾肾阳虚证所常用。

眩晕与晕厥相比，虽然字面上都有一个"晕"字，但却是完全不同的两个症状，前者是意识清楚状态下主观上的一种运动错觉，即常为意识清醒状态下自觉"头晕眼花""天旋地转""忽忽悠悠""跃跌控握""头重脚轻""如坐车船一样"，或头脑昏沉、头重、脚下发飘、眼花、眼前发黑等含糊不清的感觉异常，一般无人事不省的表现；后者则表现为突出的短暂性意识丧失，突然昏仆，不省人事，或伴四肢厥冷为特点，发作后一般在短时间内逐渐苏醒，醒后无偏瘫、失语、口眼㖞斜等后遗症。眩晕的患者大多数不伴有晕厥，而晕厥的患者在意识丧失前却多数伴有短暂的眩晕。由于眩晕与厥证、中风、痫证亦有相似之处，临证时应注意区分。

2. **头痛（含头胀）**　头痛头胀是患者自觉头部疼痛、发胀的症状。头痛一证，首载于《黄帝内经》，有"脑风""首风"之名。把头痛病因，责之于外来之邪，因于风寒之气，侵犯头脑而致。《素问·风论》云："风气循风府而上，则为脑风"，"新沐中风，则为首风"，提出了脑风、首风的概念。中医的头痛分为外感、内伤两类，高血压所致的头痛绝大多数应属于内伤头痛的范畴，且与肝、脾、肾三脏关系密切。明·王肯堂《证治准绳·头痛总论》曰："头痛巅疾，下虚上实，过在足少阳巨阳，甚则入肾，徇蒙招尤。目眩耳聋，下虚上实，过在足少阳历阴，甚则入肝。下虚者，肾虚也，故肾虚则头痛。上虚者，肝虚也，故肝虚则头晕。徇蒙者，如以物蒙其首，招摇不定。目眩耳聋，皆运之状也。故肝厥头晕，肾厥巅痛，不同如此"。

高血压所致的头痛其部位是以全头部的自觉疼痛为主，少见有固定部位的疼痛；其疼痛性质以发胀、冲逆、昏沉、钝痛等特征为主。但对于久病者，也可以见刺痛表现。病程久远或血压居高不下，出现头部胀痛剧烈而相对固定时，则往往是病情恶化的征兆，应引起临床重视，注意防范脑血管意外的发生。

头痛和眩晕既可单独出现，亦可同时互见。二者对比，头痛病因有外感、内伤两个方面，眩晕则以内伤为主；在辨证方面，头痛偏于实证者为多，而眩晕则以虚证为主，不能把头痛与眩晕混淆。如眩晕伴有头痛，也可参考头痛论治。

3. **心悸** 心悸是指患者自觉心中动悸不安的一种症状。中医学认为，一般由于外界环境的刺激而引起的，称作"惊悸"；而由于内脏阴阳气血失调所致的，又称作"怔忡"。惊悸与怔忡之间是相互关联的，若惊悸日久不愈，可以逐渐发展成为怔忡，故二者在习惯上统称作心悸。据临床观察惊悸多见于临界高血压及早期高血压患者；而怔忡则多见于中、晚期高血压患者。

4. **失眠** 失眠是指经常不能获得正常的睡眠，轻者入睡困难，或睡眠不实，醒后不能再眠；重者则彻夜不眠。睡眠的好坏与高血压的减轻或加重有密切关系，故失眠可见于各期的高血压患者。高血压的病情可影响睡眠而引起失眠，而失眠则可以导致血压进一步升高，使病情恶化。从临床实际观察，心悸与失眠常相互并见。

5. **腰膝酸软** 酸，是指酸楚不适，伴有轻度疼痛；软，是指软弱无力。发生于腰、膝部的酸楚疼痛、软弱无力，一般即称为腰膝酸软。腰为肾之府，肾主骨，肝主筋，故腰膝酸软与肝肾的关系最为密切，是肝肾亏虚的主要临床症候之一。高血压（病）病机在脏主要与肝肾有关，一般认为"其本在肾，变动在肝"。临床观察，高血压（病）出现腰膝酸软，主要见于久病的中、晚期患者，或老年患者。

6. **四肢麻木** 麻木是指肌肤知觉消失，不知痛痒，见于四肢者，则称四肢麻木。麻木古代也称"不仁"，《诸病源候论》认为"不仁"之状为："其状搔之皮肤，如隔衣是也"。临证四肢均见麻木者不多，而以双上肢或双下肢或单侧肢体麻木者为多见。四肢麻木的原因较多，高血压所致者多由肝风内动引起，常伴有震颤。麻木一症，历代医家把它列为中风先兆之一，如张三锡说："中年人但觉大拇指时作麻木，或不仁；或手足少力，或肌肉微掣，三年内必有中风暴病。"因此，高血压患者的麻木症状虽不多见，但应引起足够的重视。

7. **中风**　至于中风一证，部分属于高血压病的一种变证，历代医家对其论述可谓百家争鸣；古今文献亦是浩如烟海；目前已经形成比较系统化标准化的共识了，本篇就不再赘述。

但有一点需提及的是，要注意眩晕与中风的辨证关系。《证治汇补·中风》中说："乎人手指麻木，不时眩晕，乃中风先兆，须预防之，宜慎起居，节饮食，远房事，调情志"。朱震亨亦说："眩晕者，中风之渐也"。眩晕是临床常见的一种症状，眩晕与中风密切相关，中年以上，肝阳引起的眩晕，如肝阳亢逆，化为肝风，病情严重时可猝然晕倒，有发展为中风的可能，故及时防治眩晕是十分必要的，对中年以上之人尤为重要。

二、舌诊的研究

舌诊是中医望诊的重要内容之一，舌诊体现了中医诊断学的独特经验和技术，它是从长期临床实践中总结出来的诊断方法之一。舌诊包括看形态、舌泽、润燥等变化，它们的变化与机体的脏腑气血经络状况密切相关。《素问·至真要大论》说："厥阴司天……主胜则胸胁痛，舌难以言。"舌强难以言，肝风卒中，痰阻廉泉所致。《灵枢·经脉》说："肌肉软，则舌痿。"此乃脾虚气弱之象。若暴痿舌绛红，为热极伤阴，多伴抽搐。若痿舌红而干，为肝肾阴虚，筋脉失养，常伴瘛疭。若痿而舌淡，乃气血极虚，常伴震颤等虚风之象。若舌卷短缩不能伸张，或为寒凝化风，或为热盛津损，或为脏腑精血竭绝所致，如《灵枢·经筋》说："手少阳之筋……舌卷。"《灵枢·经脉》："足厥阴气绝……唇青舌卷卵缩。"皆危重之症。通过舌质和舌苔的变化能较明确而客观地反映相关脏腑的虚实、气血的盛衰、病邪的性质、病势的进退及疾病的预后。而且，中西医结合研究认为舌质和舌苔的变化在高血压病的病程中比较明显且稳定，较能客观地反映病变的实质，并与许多客观指标有一定的相关性，因此，舌诊是中西医结合诊治高血压病不可缺少的重要手段。

（一）高血压病的常见舌象研究

《辨舌指南》认为，"辨舌质可辨五脏之虚实；察舌苔可观六淫之深浅"。所以，舌质反映正气盛衰、脏腑虚实、气血盈亏；而舌苔则反映邪气盛衰、病邪深浅及胃气的存亡。高血压（病）为内伤杂病，阴阳、气血失调所致，正气内虚所引发，故临床表现以舌质改变为主；当病变至脏腑功能失调，导致火、热、痰、瘀、寒等病邪内生时，也可见到相应的舌苔改变。因此，高血压（病）在诊断方面，舌质与舌苔都具有同等重要的作用，但在区分病证的标本上则有所侧重，即舌质反映病之本，舌苔反映病之标。

张天权等对 1000 例高血压患者的舌象分析发现舌质异常者占 78.8%，而舌苔异常者仅占 16.4%，故认为高血压病患者以舌质变化为主，是由于机体阴阳失调所致，所以重在舌质而不在舌苔。同时还发现，在有舌质改变的 788 例中，97.46% 的患者发生心或眼底或尿常规检查 3 项中 1 项或数项的异常改变；而在 212 例舌质正常的高血压病患者中有 56.51% 的人未发生变化。提示高血压病患者出现舌质改变时，绝大多数患者可能已有不同程度的靶器官损害的发生。

李震生观察了 405 例高血压病患者的舌象，发现红绛舌的 68.75% 者为阴虚阳亢型，32.68% 者为阴阳两虚型；而淡白舌的 47.41% 者为阴阳两虚型，只有7.29% 者为阴虚阳亢型。同时还观察发现 2/3 以上的舌苔为薄苔占 275 例，厚腻苔43 例，无苔 87 例；其中阴虚阳亢型多为无苔，阴阳两虚型多为厚腻苔。在 112 例舌体胖的患者中阴阳两虚型明显多于阴虚阳亢型。提示观察舌象变化有助于高血压病的临床辨证分型。高血压患者无论以舌质或舌苔改变为主，从中医辨证理论认识，二者都具有同样重要的诊断价值。但是高血压病以舌质改变为多的现象，似提示了本病是以气血病机占主导的实质，说明本病属内伤病因为主的病证。临床上高血压（病）者出现各种异常舌苔往往是兼有痰浊证候的依据，即表示有病邪存在。

（二）高血压舌象的临床研究

李震生在对高血压病患者的临床观察中发现，红绛舌较淡白舌的高血压患者毛细血管襻开放数目明显增多，心率明显增快，24 小时尿 3 甲氧-4 羟基苦杏仁酸（VMA）、17-羟皮质甾族化合物（17-OH）、17-酮皮质甾族化合物（17-KT）明显增高。提示红绛舌的高血压患者交感神经-肾上腺髓质系统和肾上腺皮质功能较活跃。何颂华等观察高血压的舌象发现，从淡红舌→青紫舌→红绛舌，血浆内皮素（ET-1）水平呈逐渐升高趋势。

三、脉诊研究

脉诊与舌诊一样均为中医诊治疾病的重要方法之一，同样体现了中医诊断学的独特及精髓所在。《灵枢·顺逆》就说："脉之盛衰者，所以候气血之虚实，有余不足。"脉象的形成与血脉的运行和脏腑气血变化密切相关。通过诊察脉象可判断疾病的病位、性质和邪正盛衰，以及推断疾病的进退和预后。

（一）高血压常见脉象的临床意义

临床的观察研究发现，高血压病的脉象以弦脉最多，约占 60% 以上。在对

1239例高血压患者的回顾性分析，出现弦脉的有841例，占67.88%。其特点是以复合脉象为表现，如弦滑脉358例，弦细脉276例，弦数207例。出现频率较高的有弦细、弦大、弦滑、弦劲等；有的则与结脉、代脉同现。其他还可见到的为数、缓、迟、沉、细、革、涩等脉象，不过出现的比例均较少。

弦脉，即端直而长如按琴弦。弦是脉气紧张的表现。肝主疏泄，调畅气机，以柔和为贵；若肝气郁结，疏泄失常，气机不利，经络拘束，或痰饮阻滞气机，脉气紧张，则脉弦。高血压病的基本发病机制为阴阳失调。一般认为，高血压病时，阴阳平衡失调多始于肝，产生肝阳上亢和肝阴不足两种证候。在理论上，肝阳上亢后累及肝阴和肾阴，成为肝肾阴虚，而肝肾阴虚又进一步促进肝阳上亢，从而形成阴虚阳亢。因此，高血压患者多见弦脉。

1. **弦**　往来实而强，"端直以长"，为高血压常脉。春季健康人脉弦而和缓者为平脉。《素问·玉机真脏论》曰："春脉如弦""春脉者，肝也，东方木也，万物之所以始生也。故其气来软弱轻虚而滑，端直以长，故曰弦。反此者病。"

2. **弦数**　肝经有热，多为高血压患者肝阳或肝郁化热（火），往往是血压值较高时的脉象，应注意风火相扇的恶化表现，并注意发生卒中的危险。

3. **弦迟**　高血压出现弦迟脉，多是久病或高龄之人，胸阳不振，中寒较甚；或气（阳）虚痰淤互结所致。

4. **弦细**　肝阴（血）不足，多见于久病伤阴或素体阴虚的高血压患者，由于阴虚之本难以速复，所以其高血压难以速降。

5. **弦大**　弦大有力者表示正气未虚，病多属实。但久病之人或老年患者出现弦大有力脉象，应防变证，多为出血性脑卒中的先兆。弦大无力多表示本虚，或久病之老年患者。

6. **弦劲（实）**　多见于顽固性或急进型高血压，中医文献中将此列为"中风"先兆之一。如《医学衷中参西录》所列的中风先兆征之首即："其脉必弦僵而长，或寸盛尺虚，或大于常脉数倍，而无缓和之意。"

7. **弦滑**　可见于形体盛壮之高血压患者，多兼痰浊内蕴，面色红润如脂，血压不易控制者。

8. **革**　弦芤之谓革，多见于老年高血压患者，尤其是单纯收缩期高血压者，为动脉硬化的表现。

（二）高血压脉诊的临床研究

中医的脉诊是根据医者指诊下不同的指面感觉来辨别不同的脉象，但由于每个人主观感觉的差异性，故无法形成统一的客观的辨别标准。从20世纪的50年代开始，许多医家采用中西医结合方法，利用现代科技手段，对高血压病脉象进行了大量的探索性研究。陈可冀应用压电式脉搏拾振器，连接脑电仪或电生理放大器，描绘左手关脉中取脉搏波的方法，对 168 例高血压病患者进行了脉象的观察，结果发现其中的 156 例显示为不同程度的弦象，与 150 例临床切诊有不同程度弦象的结果基本相符；其脉搏波图形的特点与应用同样方法描记的 134 例正常人的脉象（平脉）有显著差异。赵恩俭对 88 例高血压患者用 MTY-A 型脉象仪观察发现均为弦脉图形，与传统指法所获的结果一致，其兼脉（滑、涩、迟）的结果亦一致；但脉象波幅之宽窄（洪、中、细）及位置之深浅（浮、中、沉）图形，与传统指法所获的结果有所出入。周永莹采用 BYS-14 型心脉仪描记的方法，观察了 62 例原发性高血压患者的病弦脉，结果显示，不仅病弦脉与平弦脉之间，而且原发性高血压各期病弦脉之间的脉搏波图形均有明显差异。

总而言之，弦脉作为高血压病的主脉象已得到中西医家的广泛认同，并在过去的几十年中对高血压病的常见脉象及脉图做了大量的研究工作。但与循证医学相比有一定的差距。因此，如何采用现代医学科学的方法，运用循证医学的模式，将高血压病的脉象进行客观化和标准化地应用于临床，有待于更进一步研究。

四、对中医证型的研究

辨证是中医学的基本特点之一，也是中医临床诊治疾病的重要环节和手段，它直接指导临床拟订治疗方案和处方用药，并影响临床的治疗效果。也是迄今为止中西医结合临床治疗高血压病最有效的方法，因此，广大的中西医家们结合现代医学从不同层面对高血压病的中医辨证分型进行了实质性的研究工作，并取得了一定的成果。

（一）高血压中医证型与血液流变学的关系

高血压病的发病机制十分复杂，血压水平取决于心排血量、血容量和外周阻力，任一因素的异常都可以导致血压的变化，而外周阻力的增加是高血压发生的重要环节。正常情况下，机体通过调节心排血量和外周阻力以维持动脉血压于适当的水平。外周阻力系血管阻抗和全血黏度的乘积，因此，血压的升高不仅与心排血量和血管阻抗密切有关，同时与血液黏度有关。众多临床观察发现高血压病患者血液流变学指标均高于非高血压者，且不同中医证型之间有显著的差异性（$P < 0.01$），血液流变学指标测定值的总趋势为肝阳上亢＞阴虚阳亢＞阴阳两虚；黄焱明等还观察到夹证中，夹瘀证血黏度最高，夹风证次之，夹痰证最低。而朱国强则认为，虽然高血压病患者的血液流变学指标均高于正常对照组，但高血压病各证型之间、夹

瘀证与非瘀证之间，血液流变学各项指标无统计学差异（$P>0.05$）。

王彤用无创性血液循环动力学脉图检测仪，对 173 例原发性高血压患者进行检测发现，肝阳上亢→阴虚阳亢→肝肾阴虚→阴阳两虚的心排血量呈依次递减，而外周阻抗则依次递增。张玉金研究发现，肝阳上亢型高血压病患者的动脉血压升高以心排血量增高为主，外周阻力正常偏低，而血黏度均增高，提示有小血管的代偿性扩张；痰浊壅盛型、肝肾阴虚型、阴阳两虚型以外周阻力增高为主，心排血量正常或偏低，提示动脉血压升高，机体已代偿性扩张。

王莉娅等将 256 例原发性高血压患者进行心功能分级及中医辨证分型，通过对他们心电图的分析，发现肝阳上亢型患者的 P 波终末电势（$PTFV_1$）值明显大于其他证型（$P<0.01$），淤血内停型 $PTFV_1$ 值次之，水湿泛滥型 $PTFV_1$ 值最小，提示 $PTFV_1$ 能反映高血压病患者的心功能状况，可给高血压病的中医辨证分型提供一定的客观依据。

（二）高血压中医证型与神经、体液因素的关系

1. 与交感神经系统的关系 交感神经系统在心脏与血管活动的调节中发挥着重要作用，血浆去甲肾上腺素（NE）和肾上腺素（E）的水平可以反映交感神经系统的活性。交感神经系统兴奋时，去甲肾上腺素、肾上腺素及神经肽 Y（NPY）释放增加，血浆含量升高，血压升高。神经肽 Y 的升高，不仅直接使血管平滑肌收缩，同时增加了血管平滑肌收缩对去甲肾上腺素和其他缩血管物质反应的敏感性。金益强等从分子水平对高血压病肝阳上亢证的实质进行了研究，发现高血压病肝阳上亢证患者消减血浆去甲肾上腺素和肾上腺素的含量明显高于健康人组及肝肾阴虚组，其儿茶酚胺合成限速酶-酪氨酸羟化酶（TH）基因有明显扩增（$P<0.05$）。郑关毅等的研究揭示，高血压各证型患者的血浆去甲肾上腺素和神经肽 Y 显著高于对照组（$P<0.01$），而且实证较虚证者高；肝火亢盛、痰湿壅盛、阴虚阳亢 3 个证型的去甲肾上腺素和神经肽 Y 明显高于阴阳两虚型（$P<0.01$）。

2. 与肾素-血管紧张素系统（RAS）的关系 众所周知，肾素-血管紧张素系统在高血压的发生和发展过程中起着重要的作用。有关高血压病患者肾素-血管紧张素系统与中医证型关系的报道不尽一致。张玲瑞等将 118 例高血压病患者分为阴虚型、气阴两虚型、阳虚型，分析中医证型与血浆肾素（PRA）、血管紧张素（Ang Ⅱ）、醛固酮（ALD）的关系，发现阴虚型以高肾素型为主，其他两型以低肾素型为主；阴虚型血管紧张素显著升高，阳虚型醛固酮显著升高。李泓等研究发现肝阳上亢型高血压病以高 PRA、高 Ang Ⅱ 居多，阴虚阳亢型和阴阳两虚型以低 PRA 为多、正 Ang Ⅱ 与低 Ang Ⅱ 比例接近。但也有研究得出不同结果，即 Ang Ⅱ、ALD

在高血压病各证型之间无明显差异。

3. **与血管内皮功能的关系**　血管内皮细胞分泌的缩血管与舒血管物质之间的失衡是导致高血压发生发展的重要原因。内皮素（ET）有强烈的收缩血管、增加外周阻力、促进平滑肌增殖、使血压升高的作用；而一氧化氮（NO）作为扩血管的神经递质，使血压下降。高血压病患者较非高血压的 ET、ET/NO 明显升高，NO 明显降低。血栓素 A_2（TXA_2）与前列腺素 I_2（PGI_2）也是一对作用相互拮抗的血管因子，TXA_2 具有强烈的缩血管和促血小板聚集的作用，PGI_2 则具有强烈的扩血管和抑制血小板聚集的作用，两者的动态失衡可导致或加重血压升高。许多研究显示，高血压病中医证型与血浆 ET、NO、TXA_2、PGI_2 的含量有关。

郭磊磊等发现高血压患者血浆 NO 浓度依次为肝火亢盛组＞阴虚阳亢组＞痰湿壅盛组＞阴阳两虚组，而血浆 ET 浓度与 NO 相反，依次为肝火亢盛组＜阴虚阳亢组＜痰湿壅盛组＜阴阳两虚组，以此认为可将 ET/NO 作为高血压病中医证型的判定指标之一。陈健等观察了高血压患者中医分型与血浆 ET、血栓素 B_2（TXB_2）和 6-酮前列腺素-$F_{1\alpha}$（6-Keto-$PGF_{1\alpha}$），TXB_2/6-Keto-$PGF_{1\alpha}$ 比值（T/6）含量变化的关系，结果显示肝火上亢组血浆 ET 显著升高；肝火上亢组、阴虚阳亢组、瘀血组 TXB_2 显著升高；肝火上亢组、非瘀血组 6-Keto-$PGF_{1\alpha}$ 显著降低。提示 ET、TXB_2、T/6 比值反映了高血压肝火、阳亢的本质，TXB_2、T/6 比值反映了机体血瘀的状况。王清海等研究显示，血浆 NO 浓度依次为阴虚阳亢组＞肝火亢盛组＞气虚痰浊组＞阴阳两虚组；血浆 TXB_2 浓度依次为阴虚阳亢组＞气虚痰浊组＞肝火亢盛组＞阴阳两虚组；6-Keto-$PGF_{1\alpha}$ 依次为阴阳两虚组＞气虚痰浊组＞阴虚阳亢组＞肝火亢盛组。陈金秒等观测了不同中医证型原发性高血压（EH）患者，血浆 ET、血小板膜 A 颗粒膜蛋白 140 测定（CMP-140）含量的变化。他们将高血压病患者分肝阳上亢、痰湿壅盛、阴虚阳亢及阴阳两虚 4 型，结果发现：不同证型 EH 人群血浆 ET、CMP-140 含量均较正常对照组明显增高。虚证型 EH（阴阳两虚组）较实证组（肝阳上亢组）相比有降低趋势、但无统计学意义。他们认为 EH 患者血浆 ET、CMP 140 含量增高表明 EH 的发生发展可能与血小板对血管内皮细胞层黏附的增加及机体内缩血管物质水平增高有关。

（三）高血压中医证型与高血压患者心肌耗氧指数的关系

王宗繁等借助于心血管功能测试仪对 100 例高血压病患者进行了实验观察，探讨了高血压病患者不同证型和心肌耗氧指数的关系。发现从肝阳上亢型→肝肾阴虚型→阴虚阳亢型→阴阳两虚型的心肌耗氧指数呈递增趋势，认为高血压病的病情程度愈重，其心肌耗氧程度愈高，反之则愈低，且每一证型之间心肌耗氧指数均存在着差异。而且各证型之间心率（HR）经统计学处理均无差异。他们认为，心肌耗氧指数反映高血压病病情程度及中医辨证分型有一定的规律性和价值，可以作为高血压病中医辨证分型的客观指标之一。

（四）高血压中医证型与脂质代谢和胰岛素抵抗的关系

临床上高血压病的发生常常伴有脂质、糖类、胰岛素等一系列的代谢异常，可出现高脂血症及胰岛素抵抗。它们之间不仅存在共同的代谢异常和遗传背景，实际上还在多种机制上互相影响，互为因果。临床和流行病学研究发现，血总胆固醇（TC）水平与血压水平的高低呈正相关，但彼此之间相关性的确切机制仍未明了。梁东辉等将126例高血压病患者按脏腑八纲辨证分为肝阳上亢、阴虚阳亢、阴阳两虚、痰浊中阻4个证型，分别进行血清脂蛋白及其亚组分胆固醇含量的分析，探讨高血压病中医辨证分型与血脂代谢的关系。结果发现肝阳上亢、阴虚阳亢、阴阳两虚、痰浊中阻4个证型的三酰甘油（TG）均升高，但以阴虚阳亢型和痰浊中阻型的升高较为明显；此外，阴虚阳亢型还伴有高密度脂蛋白胆固醇（HDL-C）及其亚型的降低，痰浊中阻型同时还伴有低密度脂蛋白胆固醇（LDL-C）的明显升高。提示高血压病患者本身已存在着血脂代谢异常。

邵春林等为了探讨高血压病辨证分型与脂代谢和胰岛素抵抗（IR）之间的关系，对133例高血压病患者进行辨证分型后，分为痰湿壅盛组和非痰湿壅盛组（包括肝火亢盛型、阴虚阳亢型、阴阳两虚型），分别检测空腹血糖（FPG）、空腹胰岛素（FINS）、血清胆固醇（TC）、三酰甘油（TG）、低密度脂蛋白胆固醇（LDL-C）和高密度脂蛋白胆固醇（HDL-C），并计算胰岛素敏感指数（ISI）和体重指数（BMI）；结果显示133例高血压病患者的FINS、BMI、LDL-C均显著高于正常对照组（$P<0.01$），ISI均较对照组显著降低（$P<0.05$），痰湿壅盛组TC比正常对照组显著增高（$P<0.01$），且痰湿壅盛组FINS、TC、LDL-C比非痰湿壅盛组显著增高（$P<0.05$）、ISI显著降低（$P<0.05$）；认为高TC血症、高LDL-C血症、高胰岛素血症及IR可能为痰湿壅盛型和非痰湿壅盛型高血压病分型的部分病理基础，可作为高血压病中医辨证分型的实验室依据。

黄俊山等研究发现高血压病患者血中胰岛素和C肽水平显著高于健康对照组，各证型之间差异明显，依次为痰湿壅盛＞肝火亢盛＞阴阳两虚＞阴虚阳亢＞健康对照，认为高血压病患者高胰岛素血症以实证为重而虚症较轻，其变化规律与中医病因病机相符。刘惠文把209例早期高血压病患者，按照中医辨证分型标准分为肝火亢盛型、痰湿壅盛型、阴虚阳亢型及阴阳两虚型4型，并与健康对照组作胰岛素敏感性比较发现：高血压病各证型与健康对照组比较均存在明显的胰岛素抵抗，但肝火亢盛型、痰湿壅盛型、阴虚阳亢型 3 型间胰岛素敏感性比较，其差别无统计学意义，而与阴阳两虚型比较胰岛素敏感性均显著降低，阴阳两虚型与健康对照组最接近。于是将肝火亢盛型、痰湿壅盛型、阴虚阳亢型 3 型合并为非阴阳两虚型，并与阴阳两虚型进行比较，发现非阴阳两虚型空腹血胰岛素明显升高，胰岛素敏感性明显降低。在排除了性别、年龄、体重指数的影响后，胰岛素敏感性与中医分型密切相关。他们认为胰岛素抵抗是高血压病中医辨证分型的病理基础之一。

但王芸素将 100 例高血压病患者严格辨证分型为痰湿壅盛、肝火亢盛、阴阳两虚、阴虚阳亢、瘀血阻络 5 型，并计算各证型的胰岛素敏感指数（ISI），认为高血压各证型均存在胰岛素抵抗，不同证型间血清胰岛素（INS）、ISI 在数值上存在差异，但无统计学意义，认为高血压病不同证型之间 IR 无显著差异性。

所以说，尽管高血压确实发生在胰岛素抵抗之后，但并非原发性高血压者都存在胰岛素抵抗，也并非胰岛素抵抗者都会出现高血压，而且与胰岛素抵抗和胰岛素抵抗综合征的其他组分的关联相比，胰岛素抵抗与高血压的联系有更大的可变性。表现在高胰岛素血症与血压的相关性在不同人群并非一致：在非肥胖人群多相关显著，在肥胖人群则相关不显著；白种人相关显著，黑种人则相关性很弱或不相关。现况研究多相关显著，而前瞻性研究少见显著相关。更引人注目的是，国外已有研究显示胰岛素增敏剂在所研究的人群中能使血压产生有统计学意义的下降，但其下降的幅度却不具临床重要性。

（五）高血压中医证型与 24 小时动态血压的关系

近年来，24 小时动态血压监测（ABMP）已成为高血压病临床诊断、指导治疗和评价疗效的重要手段之一。而在临床实践中，我们常常可以发现不同中医证型的高血压患者的血压，在 24 小时当中有不同的变化规律。夏大胜等对 62 例原发性高血压肝阳上亢证和肝肾阴虚证患者的研究结果显示，肝阳上亢证组血压呈昼高夜低，肝肾阴虚证组血压呈昼低夜高的变化规律。张荣珍等也观察发现肝阳上亢组血压节律呈杓形改变，肝阴虚组血压节律呈非杓形改变。胡敬宝等观察认为，肝阳上亢型以舒张压负荷升高为主，而阴虚阳亢型以收缩压负荷升高为主。杨海燕等分析认为，无论阴虚阳虚患者的血压均呈昼高夜低的现象，而偏阴虚高血压患者无论昼夜均较偏阳虚患者有升高趋势，尤以夜间升高明显，且夜间血压负荷亦高于偏阳虚患者，提示偏阴虚型高血压病患者的病情较偏阳虚型重。

第三节　高血压中医学辨证分型

　　辨证论治是中医诊断、治疗疾病的精髓，其着眼点在于调整脏腑功能、平秘阴阳、以期从根本上解除疾病发生和发展的内在原因。由于高血压病的病因病机较为复杂，历年来高血压的中医辨证分型也没能达到完全统一。因此，要想在临床上发挥中医药的优势，取得良好的治疗效果，探讨高血压治疗的标准，关键是确定高血压病的辨证分型标准。法随证立、方依法制，只有统一辨证分型标准，才能发挥中医学最具特色的辨证论治观，从而更大程度地提高中医药诊治高血压的疗效。

　　目前有关高血压的中医辨证分型的研究临床报道众多，较常用的有以八纲、脏腑、病因、病机、病名等相互结合的分型方式。但辨证分型标准未曾统一，各医家对高血压病所辖的证或称呼不同，数量不一，临床诸家报道更是莫衷一是，致使众人对中医中药治疗高血压存在不确信的态度。而且，高血压辨证分型离散度较大、频数相差悬殊的现象，也使对高血压的诸多研究之间缺乏可比性和准确性。因此，对高血压辨证分型开展严格的大样本、多中心的临床流行病学调查，进行前瞻性、深层次的研究，从而确立高血压的证候分型统一标准，是进一步提高高血压中医学的学术研究和临床诊治水平的当务之急。

　　为此，卫生部于1993年颁布了《中药新药临床研究指导原则》，其中"中药新药治疗高血压病的临床研究指导原则"将高血压中医辨证分为肝火亢盛、阴虚阳亢、阴阳两虚、痰湿壅盛4个证型。为高血压病辨证论治的现代研究提供了指导性原则。在这个原则的指导下，许多医家进行了临床实验研究，进一步肯定了其实用性与权威性。

　　古炽明等通过对5027例高血压临床证型的文献回顾分析，得出：在临床辨证中，阴虚阳亢证是高血压最常见的证型，其次为肝肾阴虚证、肝火亢盛证、痰湿壅盛证、阴阳两虚证。此种统计结果与《中药新药治疗高血压临床研究指导原则》所定的肝火亢盛、阴虚阳亢、阴阳两虚及痰湿壅盛4种证型基本相符。另外，还发现气阴两虚型、瘀血阻络型、肝风上扰型在临床上亦不少见。蔡光先等对1038例高血压病患者中医常见证型进行流行病学调查发现：①各证型中按构成比＞5％的依次为，肝阳上亢＞痰浊中阻＞阴虚阳亢＞肝肾阴虚＞肝风上扰＞瘀血阻络，＜5％的证型有肝火上炎、脾胃气虚、心脾两虚、阴阳两虚、肾阳虚弱、肝郁气滞、脾阳虚弱、血虚肝郁；②痰浊中阻型常合并心、肾衰竭，肝风上扰合并脑出血与脑梗死者较多；③不同证候间体质类型有显著差异，痰浊中阻型痰湿质较多，瘀血阻络型瘀血较多见，其他证型多见阴虚质。认为肝阳上亢、阴虚阳亢、肝肾阴虚和肝风上扰是主要证型，痰浊中阻和瘀血阻络是高血压病与体质及并发症密切相关的常见或相兼证型。

一、肝火亢盛证

（一）证候概念

肝火亢盛证系指肝火内炽，冲逆于上而出现以头胀痛、眩晕、目赤肿痛、面红、口苦、脉弦数为主症的证候。多由五志化火，六淫内郁，过食肥甘温补之品，火热蕴结肝经所致。

（二）证候表现

1. **主症**　头胀痛，眩晕，耳鸣，目赤肿痛，烦躁易怒，面红，口苦。
2. **次症**　胁肋灼痛，失眠多梦，口干渴，小便短赤，大便秘结。
3. **舌脉**　舌红苔黄，脉弦数。

二、阴虚阳亢（肝阳上亢）

（一）证候概念

肝阳上亢，气血运行太过而上冲，则眩晕头痛；肾阴不足，不能荣养腰膝则腰膝酸软；肝肾阴虚，上窍失养，则耳聋耳鸣；阴虚血亏心失所养，神不得安，则心悸失眠；肝阴不足，不能上滋双目，故双目干涩；阴液亏虚，不能上润口咽，则口咽干燥；肝肾阴亏，虚热内生，故手足心热。舌红少苔脉沉细或细弦均为阴虚阳亢之象。

肝阳上亢是由于肝气郁结，郁久化火，营阴暗耗，或素体阴亏，阴不潜阳，肝阳亢逆于上所致。临床以眩晕、耳鸣、头痛且胀、面赤烘热为主要症状。

肝阳上亢证的肝阴阳消长失调可以从阳亢开始，阳亢化火耗伤肝阴或下劫肾阴，形成阳亢（实）阴虚证；亦可始于肝肾阴虚，阴不固阳，形成本虚标实的阴虚阳亢证。

（二）证候表现

1. **主症**　眩晕，耳鸣，头痛且胀，面赤烘热。
2. **次症**　失眠多梦，烦躁易怒，头重脚轻，腰膝酸软，咽干口燥。
3. **舌脉**　舌质红，脉弦细数或弦劲有力。

三、阴阳两虚证

（一）证候概念

阴阳两虚证是指人体阴阳俱不足，脏腑的功能与阴精均亏损，出现以畏寒肢冷，潮热盗汗为主症的证候。本证多由久虚不复所致。多见于高血压病晚期，由他证转变而来，一般来说多见于肝肾阴虚型，阴损及阳而导致阴阳两虚，也可由于素体阳虚而致，一发病就表现出阳虚或阴阳两虚型。由于病程较长，年龄较大，或素体阴虚，阴损及阳；或高年肾元亏损，肾阳不足而导致阴阳两虚。

由于禀赋不足体质虚弱，或后天劳损过度，年老体衰，以致肾阴阳两虚，脑海失充，则头晕目花；气血不能上荣清窍，则耳鸣健忘；肾阳虚弱，肾阴亏虚，髓减骨弱，不能温养腰府骨，则四肢不温、腰膝酸软无力；阳虚精不养神，则神疲乏力；肾阳虚气不化，则夜间多尿；肾虚影响脾之运化，则大便溏泄；肾阳不足，命门火衰，精关不固，则阳痿遗精；心肾不交则心悸气短、失眠多梦；舌质淡，脉沉细无力皆为阴阳两虚之候。

（二）证候表现

1. **主症** 畏寒肢冷，倦怠乏力，少气懒言，自汗盗汗，午后潮热，五心烦热。
2. **次症** 形体羸弱，精神萎顿，心悸失眠，头晕目眩。
3. **舌脉** 舌质胖嫩，脉细数无力。

四、痰湿壅盛证

（一）证候概念

痰湿壅盛证是指湿浊内停，蕴久成痰，痰浊内阻，呈现出以眩晕头重，胸闷腹胀为主症的证候。本证多由脾虚失运，或内热久蒸，津液输布失常所致。

（二）证候表现

1. **主症** 眩晕头痛，头重如裹，胸闷腹胀。
2. **次症** 食欲缺乏，恶心呕吐，心悸失眠，或神疲嗜卧，便溏肢重。
3. **舌脉** 舌体胖大，苔滑腻，脉滑或缓。

第四节　中西医结合高血压诊断思路及步骤

按照病因可将高血压分为原发性高血压和继发性高血压。临床医师在高血压诊断确定后，应明确是原发性高血压或继发性高血压，因为继发性高血压如被及时诊断，可以从病因上根治，血压可以恢复正常，高血压则得以彻底根治；而原发性高血压因是多重危险因素所致，则只能长期服药控制血压。因此，临床上只有作出正确的全面诊断，才能使患者得到合理的、理想的、先进的治疗。

一、诊断高血压的思路

血压只是一种临床表现，受情绪、环境、体位等因素的影响而波动。因此，在确定血压增高之前，应排除上述因素的干扰。

（一）血压的测量

汞柱式血压计常被认为是临床测量血压的金标准，因此，目前听诊法——汞柱式血压计的测量方法仍然是诊室或医院的首选。血压测量部位以上臂肱动脉为标准部位。测量血压时应在患者休息5～10分钟后静坐状态下进行，因为卧位血压偏高于坐位血压，而立位血压偏低于坐位血压。血压测量时手臂的位置也很重要，上臂的袖带中央应与右心房（坐位时，右心房水平位于胸骨中点或第9肋水平）处于同一水平，上臂位置低于右心房水平测得的血压偏高，高于这一水平测得的血压则偏低。由于许多因素可引起血压测量的差异，如膀胱充盈、肌肉紧张、被测者讲话及环境噪音等，均应尽量避免。另外，由于左右手臂的血压存在差异，推荐首诊者应测量双上臂血压，当双上臂血压不一致时，采用数值较高侧手臂所测的血压值。

（二）确定高血压

当采用可靠的血压计及正确的方法测量非同日≥2次坐位血压，取2次均值。18岁以上成人血压≥140/90mmHg即为高血压。但对于初次发现高血压者，要进一步确定是否是真正的高血压，需要一段时间动态地观察血压变化和总体血压水平，因为有些人在某一时期内由于工作或学习压力较大，精神处于紧张状态或情绪波动较大，均可出现暂时性的血压升高，当这些临时性的原因消除后，血压可恢复正常；而有些人在家自测血压正常，每到诊室或医院测量血压则明显升高，即"白大衣高血压"；还有些人一天中仅部分时间血压升高，如清晨或傍晚自测血压升高，而白天到诊室或医院测血压正常。因此，进行 24 小时动态血压监测，不仅可以发现早期高血压，还可排除"白大衣高血压"。

（三）明确高血压原因

对于初次发现并确诊为高血压的患者，应通过详细的询问病史、全面体格检查并结合相关的辅助检查，区别是原发性高血压抑或继发性高血压，以便对证治疗。

（四）评价靶器官的功能情况，发现其他危险因素

对于每个高血压患者均应全面评价心、脑、肾靶器官的结构及功能状况，以便降压治疗的同时兼顾靶器官疾病的治疗。然而，高血压合并其他危险因素（如高血脂、糖尿病或糖耐量低下、吸烟等）时，更容易引起或加重靶器官的损害。有研究指出，在同一水平的高血压患者，合并的危险因素越多，心脑血管疾病的发生率就越高。因此，对于确诊的高血压患者，及时发现并干预其他危险因素，对保护心脑肾靶器官及降低其损害程度有着重要的实际意义。

（五）正确分析病因病机、辨证分型

高血压病的形成是一个长期而复杂的过程，中医学认为，高血压病发生的原因众多，主要与情志失调、饮食不节、先天禀赋、劳倦失度有关。体质的阴阳偏衰，秉赋不足，脏腑亏损等是发病的常见原因；而精神紧张、劳倦过度或强烈的精神刺激等是发病的常见因素；恣食肥甘厚味或烟酒过量而聚湿生痰、助阳化火又是不可忽视的发病因素。其发病机制主要是在上述这些综合因素作用下导致机体气血阴阳平衡失调所致，根据一般发病规律，高血压病早期多属肝阳上亢，以后由阳亢逐渐变为阴虚阳亢，最后阴损及阳而呈阴阳两虚。

按照卫生部 1993 年颁布的《中药新药高血压病临床研究指导原则》进行辨证分型（分为肝火亢盛型、阴虚阳亢型、阴阳两虚型、痰湿壅盛型）。

二、诊断高血压的步骤

对于高血压患者，只有除外继发性高血压，才能诊断为原发性高血压，因而病史询问、体格检查及常规化验检查很有必要。

（一）病史询问

1. 有无高血压家族史　遗传是高血压患者的一个重要危险因素，原发性高血压存在明显的家庭聚集性，双亲是高血压患者的子女患高血压的概率是双亲血压正

常者的 4～5 倍。

2. 高血压发病时间，最高、最低及平时血压水平 继发性高血压更多见于年轻患者，且血压水平较高，甚者呈急进型高血压或恶性高血压。

3. 高血压类型 有助于嗜铬细胞瘤的鉴别诊断。由于嗜铬细胞分泌激素的方式不同，其高血压可表现为持续性和阵发性或在持续性高血压的基础上阵发性加重。

4. 有无夜尿增多及周期性麻痹史 原发性醛固酮增多症患者在血压持续性增高（良性）的同时，由于低钾血症，可有夜尿多及周期性麻痹。

5. 有无头痛、多汗、心悸及面色苍白史 头痛、心悸、多汗被称为是嗜铬细胞瘤的三联征。多数学者认为，高血压发作者伴有明显头痛、心悸、多汗，对嗜铬细胞瘤的诊断有重要意义。

6. 有无尿急、尿痛、血尿、贫血及水肿史 有利于肾性高血压的鉴别诊断。

7. 对不同类型降压药的反应 如肾素瘤的恶性高血压对一般降压药疗效不好，而对血管紧张素转化酶抑制药（ACEI）则疗效显著。α 受体阻滞药和 β 受体阻滞药则对嗜铬细胞瘤有较好的疗效。

8. 是否服用避孕药物 服避孕药者得高血压的危险性是未服药者的 2.6 倍，停药后可使血压逐渐恢复至原来的血压水平。

9. 第二性征发育史及月经来潮史 有助于库欣综合征的鉴别诊断。

10. 其他 还应询问饮酒吸烟，情绪，睡眠等生活方式，饮食结构及工作性质等。

（二）体格检查

1. 立卧位血压的测定。

2. 四肢血压及血管搏动情况，对主动脉缩窄和肾血管性高血压的诊断有意义。

3. 体型、面色、皮肤及毛细血管情况、第二性征的发育情况，对诊断内分泌性高血压有帮助。

4. 颜面及下肢有无水肿。

5. 心率、节律及心脏杂音。

6. 血管杂音。

7. 眼底检查。

（三）中医望、闻、问、切

望、闻、问、切四诊是中医学诊察疾病的基本方法。望诊是运用视觉观察患者全身和局部的神色形态变化。闻诊是凭借听觉和嗅觉以辨别患者的声音和气味的变化。问诊是询问患者或者陪同者以了解疾病的发生和发展经过、现在症状、既往病史以及与疾病有关的情况。切诊包括切按患者的脉搏和触、按、压身体其他部位。此 4 种方法各有其独特的作用，不可孤立进行，也不可相互取代，在临床上只有把它们有机地结合起来，才能全面系统地了解病情而作出正确的诊断。

（四）辨证分型

1. 肝火亢盛型　头胀痛，眩晕目赤，急躁易怒，口干口苦，胁肋灼痛，失眠多梦，便秘溲赤，舌红苔黄，脉弦数。

2. 阴虚阳亢型　眩晕头痛，腰膝酸软，耳鸣健忘，五心烦热，心悸失眠，舌质红，苔薄白或少苔，脉弦细而数。

3. 阴阳两虚型　眩晕头痛，耳鸣健忘，心悸气短，腰膝酸软，夜尿频多，失眠多梦，身寒肢冷，倦怠乏力，少气懒言，舌质胖嫩，舌淡或红，苔白，脉沉或细弦。

4. 痰湿壅盛型　眩晕头痛，头重如裹，胸闷腹胀，心悸失眠，口淡食少，呕吐痰涎，便溏肢重，舌体胖大，舌苔白腻，脉滑。

（五）辅助检查

对所有初诊的高血压患者应进行下列检查。

1. 血常规、尿常规。

2. 血清钾、钠、氯离子浓度测定。

3. 空腹及餐后 2 小时血糖浓度测定。

4. 血脂浓度测定。

5. 血清尿素氮、肌酐及血尿酸浓度测定。

6. 心电图、超声心动图、24 小时动态血压监测，X 线胸片。

7. 有条件的进行动脉弹性功能检测。

第 5 章

高血压非药物治疗

高血压是最常见的心血管疾病危险因素，是各种心脑血管病的发病基础。控制血压是预防心脑血管病的关键所在。高血压治疗的目的，不仅是将血压降至目标水平，更重要的是最大限度地降低心血管病的死亡和病残的总危险。因此，在治疗高血压和干预所有可逆性危险因素（如吸烟、高脂血症或糖尿病），并适当处理患者同时存在的各种临床情况的同时，改善生活方式包括减轻体重、合理膳食（减少钠盐、减少膳食脂肪、注意补充钾和钙、多吃蔬菜和水果、限制饮酒）、增加及保持适当的体力活动、保持乐观的心态、戒烟等——非药物的治疗，是非常必要的。

1995 年世界高血压联盟的"维多利亚宣言"提出，合理膳食、适量运动、戒烟限酒以及心理健康为人类心脏健康的"四大基石"，再次将非药物疗法列为预防和控制高血压等心血管病的基础。中医的非药物疗法包括气功、针灸、推拿、养神、情志调节等，均已被证实具有一定的降压作用。对早期临界 1 级高血压病患者首选或以非药物疗法为主；同时注意改善生活方式，对 2、3 级高血压病，也应将非药物疗法作为基础或辅助方式。在 2010 年指南中，非药物治疗主要指生活方式干预，即去除不利于身体和心理健康的行为和习惯。它不仅可以预防或延迟高血压的发生，还可以降低血压，提高降压药物的疗效，从而降低心血管风险。

第一节　良好的生活方式

《2010 年中国高血压防治指南》仍采用 2005 年指南的分层原则和基本内容，对高血压病患者进行危险分层，按分层决定治疗策略，强调生活方式的改良适宜于所有患者。

一、科学的生活方式

科学、合理的生活方式对于人们减少疾病、促进健康、延长寿命是十分有益的，这已成为当今的共识。高血压病是一种与生活方式等因素密切相关的疾病，在其发生、发展及各种并发症出现等一系列过程中，不合理的生活方式起着推动病情发展的作用，所以在本病的治疗中，调整和改善患者的生活方式成为一项重要的治疗原则。中医学认为，在进行高血压病的一般调养之时，主要是在"生活有常""劳逸适度""节欲保精"等方面加以重视。

（一）生活有常

生活有常，即保持良好的生活规律。一般要求早睡早起，按时作息，定时大便，以保持血压的稳定。否则，将影响人体"生物钟"的稳定，导致某些神经递质的分泌异常，而引起血压的波动，甚至可诱发急性脑血管病、急性心肌梗死等致死性心脑血管并发症的发生，这在临床中是屡见不鲜的。

生活有常，要顺应四时，注意气候变化，要根据四时气候的变化来采用与之相应的养生措施。要根据四时特点灵活掌握睡眠与起床时间，根据气候变化及时增减衣服。寒冷的冬季和炎热的夏季均是高血压心脑血管并发症的高发季节，这是因为天寒则腠理闭，气血郁滞而痹阻不通；或"血受热则煎熬成块"。高血压病患者的衣着以宽松、舒适为宜，原则上强调"三松"：即裤带宜松、穿鞋宜松、衣领宜松。

患高血压病的老年人及病情较重的高血压病患者，居住环境宜清静，且通风良好，在生活中则要适当放慢速度和节奏。因为噪声过大的居住环境、快速的生活节奏会给患者带来情绪烦恼和精神紧张，从而导致血压的升高。在变更体位（如弯腰、起立、起床）及上下楼梯、上下汽车、横过公路之时，要注意安全，防止踩空、跌倒、绊倒或撞倒。当血压较高或行动不便的高血压病老人外出时，则需使用拐杖或有家人陪同。

（二）劳逸适度

劳逸适度，即劳作与安逸要适度。对于高血压病患者来说，适量的力所能及的体力劳动与体育运动是必需的，但劳动与运动的量和强度要适度，一般以不感到疲倦为宜，不能过于劳累。如果过度劳动与运动，可因其烦劳、紧张而诱发血压增高，严重者导致卒中等并发症。张鹤年等调查了 264 例中风病患者的诱因，其中有明显劳累因素者 102 例，占 38.6%。可见过度劳累是高血压病患者出现脑部并发症的重要诱发因素。

同时高血压病患者也不能过于安逸，一旦缺少锻炼，摄入的热量过剩，就可能引起肥胖，而肥胖既是高血压的病因，也是高血压病加重的因素。对于体重超过正常值 10％ 的高血压病患者而言，体重每减少 5～10 千克，收缩压可下降 5～20mmHg，提示适当增加劳动与运动量，可以减轻肥胖，降低血压；过于安逸，则只能加重肥胖、升高血压。

（三）节欲保精

节欲保精，指节制性生活，保养精气。中医学认为，高血压病的最主要的发病部位是肝肾，最重要的发病机制是肝肾阴阳失调。肾主藏精，为水火之脏，肾精之盛衰在高血压病发病中居重要地位。因此，在治疗高血压病的同时，尤应注意节欲保精，以固根本。

性生活不仅会消耗一定的体力，而且也是一种兴奋、紧张的情感活动，随着性交过程中的心率增快、心搏出量增加，血压也必然升高。国外有学者证实：在性交高潮期，收缩压可升高 40～100mmHg，舒张压可升高 20～50mmHg。对于患高血压病的老年人及病情较重的高血压病患者来说，性生活存在诱发高血压病危象或脑部并发症的危险。因此，高血压病患者性生活应适度，尤其要避免在酒后、饱食、过饮后性生活。对平时基础血压值较高的患者，在每次性生活之前都必须先服一次降压药，使之得到药物的保护。万一在性生活过程中出现头痛、眩晕、心慌、气促等症状，应暂停性生活，卧床休息，并及时增服一次有效的降压药物。

二、情志疗法

中医学认为，"百病起于情，情轻病亦轻，诸病孰非起于情耶？盖人生以气为主，情过喜则气散，怒则气升，衰则气消，劳则气耗，惊则气乱，思则气结，欲则气倾，寒则气收，炎则气泄，病由之作矣。"（明·冯元成）。1999 年世界卫生组织/国际高血压联盟在《高血压治疗指南》中指出：心理因素和环境压力常使患者采取不健康的生活方式，后者与高血压及心血管疾病的危险性增加有关。因此，应积极帮助高血压病患者正确对待环境压力，减轻精神压力，保持平常心态，对控制高血压和改善治疗的依从性极为重要。情志治疗法指应用某种心理学的原则和技巧，纠正或改善患者的不良心理状态，促使患者身心早日康复的一种常用的基本治疗方法，适宜于各类型的高血压病患者。

（一）情志治疗的常用方法

高血压病患者的情志治疗，可从以下几方面进行。

1. 建立良好的医患关系　为保证情志治疗能够顺利有效地进行，首先要建立良好的医患关系。对生活不能自理的患者，医护人员要以高度的同情心和责任感给予精神上的安慰和鼓励，给予生活上的帮助和照顾，从而融洽医患关系，为进一步情志治疗打下良好基础。

忧思恼怒等不良情绪，可使血压出现波动。当患者有不良情绪时，医护人员就应认真观察，了解其情绪之由来，帮助患者找出情绪的根源，使之正确认识疾病，消除消极情绪，如抑郁和焦虑等。对有些患者也可以使用以情胜情的治疗方法，如悲胜怒、恐胜喜、喜胜忧、思胜恐等，使之通过发泄郁结来达到心境平和、情绪稳定。

2. 保持心理平衡　高血压病是一种心身疾病（心理生理疾患）。精神、心理因素和社会因素对高血压的发生有着密切的关系。长期情绪紧张、心理负担重，如恐惧、恼怒、狂躁、失意、怨恨、焦虑等都能使中枢神经处于兴奋状态，内分泌功能发生变化，促使小动脉痉挛收缩而使血压产生波动、升高，甚至发生心、脑血管并发症。因此，保持健康心理状态，对高血压病患者是极其有利的。

高血压病的心理疗法包括保持乐观情绪、减轻心理负担、克服多疑心理、纠正不良性格、抵御不良社会因素、进行心理咨询、音乐疗法及自律训练等。

（1）要使患者明确高血压虽是需要长期治疗的慢性疾病，但并非不治之症，只要坚持长期合理的有效治疗，完全可以控制血压，稳定病情，减少严重并发症发生，从而使其看到希望，树立信心，积极配合治疗，增强遵医嘱服药、定期检查的主动顺应性，以长期控制病情的发展和演变。

（2）高血压患者应尽量避免各种强烈的或长期性的精神打击或刺激，一旦遇到这些负性刺激应学会"冷处理"，对于一些令人烦躁焦虑的事，可采取暂时忘却的方法，跳出现实的烦恼，或沉浸于对既往幸福时刻的回忆，或陶醉于对美好未来的憧憬，摆脱苦恼，愉悦心情，创造放松的心境从而有益于稳定血压。

（3）可有目的的培养一些清闲、优雅，能陶冶情趣，宁静心神的个人爱好和业余活动，如观赏花卉鱼草，欣赏轻松的音乐，练习书法绘画等，并可根据自己的体力情况适当参加一些诸如旅游、垂钓、跳舞等体育活动，从而达到消除紧张疲劳，放松心身的效果。

（二）情志治疗注意事项

进行情志治疗时，要注意中医证候特点，根据辨证的不同，有针对性地采用相应的情志治疗措施，如肝阳上亢患者，宜进行说理开导，避免刺激和产生紧张情绪，以防引动肝火；肾精亏虚患者，要多接近他们，多交谈，帮助患者消除恐惧不安、害怕及紧张心理，做到淡泊以养精；对肝风痰浊的患者，应多开导、解释，减少不必要的思虑，给予精神安慰，鼓起治疗的信心，促进脾之运化功能，使患者心情开朗，积极主动地配合治疗。

三、适量的有氧运动

运动锻炼适宜于各类型的高血压病，尤其是以静坐方式工作的患者。针对高血压病患者而言，合理的运动锻炼，能够有助于血压的降低和稳定，改善自觉症状，减少高血压病的并发症，减少降压药物的用量。高血压病的运动锻炼疗法的基本原则是方法适当、量适度。

（一）运动方法

运动锻炼可分为有氧运动和无氧运动，有氧运动如快走、跑步、游泳等，是促进血液动力学改变的多肌群运动，无氧运动如举重、角斗等，只涉及有限的肌肉运动，并不引起血液动力学的改变。

有氧运动适宜于各类型的高血压患者，尤其是以静坐方式工作的以及患有高血压的肥胖者尤为适合。有氧运动锻炼法降压的作用机制为：①作用于大脑皮质和皮质下血管运动中枢，使血压下降；②调节自主神经功能，降低交感神经的兴奋性，提高迷走神经的兴奋性，缓解小动脉的痉挛，使血压下降；③通过放松运动可改善紧张、焦虑等不良情绪，调整精神状态，而使血压减少波动，趋于稳定。

高血压患者选择的运动项目，应根据患者个体健康状况、年龄以及个人的爱好来决定运动量，以体力负担不大、动作简单易学且缓慢有节奏、不过分低头弯腰、竞争不激烈为原则，一般可选散步、慢跑、游泳、健身操、乒乓球、羽毛球、太极拳等运动锻炼方法，不主张选用快跑、跳跃、举重、拳击、篮球、足球等运动量偏大和赛车等竞争激烈的方法。典型的体力活动计划包括 3 个阶段：①5～10 分钟的轻度热身活动；②20～30 分钟的耐力活动或有氧运动；③放松阶段，约 5 分钟，逐渐减少用力，使心脑血管系统的反应和身体产热功能逐渐稳定下来。

（二）运动强度

高血压病患者的运动量，以运动时的自我感觉及心率为指标。以不超过运动时的最高心率 [最高心率（次/分）＝170－年龄（岁）] 为限，每次运动的持续时间可在 15 分钟至 1 小时，其中达到适宜心率的时间在 5～15 分钟以上。运动频率可每日或隔日 1 次，或每周 5 次，间隔休息 2 天。运动量的选择还要根据患者的病情、体力等情况综合考虑。高血压病低危组和中危组中的患者，在刚开始应用运动锻炼这一治疗方法时，其运动量宜偏小，时间不宜过长，以后再逐渐增加；高危组和极高危组的高血压病患者，运动量宜小，可选择慢速散步、健身操、太极拳等方法。

对血压控制不佳的高血压病患者应避免登山运动。除此之外，高血压患者不主张清晨锻炼，以免发生心脑血管的不良事件。重度高血压患者在血压没得到有效控制时也不宜做运动锻炼，以免发生严重并发症，而且，运动锻炼一定要循序渐进，运动量应逐渐加大，而不要一开始即达预定量，也不能无限或突然加大运动量。运动锻炼贵在坚持，一定要持之以恒，长期锻炼，才能获得预期的疗效。

第二节　合理的膳食习惯

国内外的许多流行病学调查和临床观察表明，膳食结构不合理是高血压病的重要易患因素之一，而通过调整膳食结构可使一些轻度高血压患者的血压水平降至正常范围；即使中、重度高血压患者，饮食治疗亦可配合药物治疗起到良好的降压作用，并能减少药物剂量而减少其不良反应。高血压患者需重点调整的膳食结构主要包括以下几方面。

一、减少钠盐的摄入

钠盐的摄入过多是高血压病的一个重要致病因素，而控制摄盐量对于降低和稳定血压大有益处。已有临床试验表明，对高血压患者每日钠盐的摄入量由原先的 10.5g 降至 4.7～5.8g，可使收缩压平均降低 4～6mmHg。正常成人每天对钠的生理需要量仅 0.2g，相当于 0.5g 食盐，而在我国人群每人每日平均食盐（包括所有食物中所含的钠折合成盐）为 7～20g，明显高于世界卫生组织建议（每人每日进食盐 6g 以下）的水平。目前世界卫生组织每日应少于 6g 的推荐，而钾盐摄入则严重不足，因此，所有高血压病患者均应采取各种措施，尽可能减少钠盐的摄入量，并增加食物中钾盐的摄入量。

（一）中国人钠盐摄入高的可能主要原因

1. 传统的生活习惯。中国人喜欢食用盐腌制品，且在烹调时放入较多含盐高的调料（如酱油、黄酱、豆瓣酱等）。

2. 人们对进食大量的盐易导致高血压的认识不足。

（二）如何进行低盐饮食

1. 多吃天然食品，少吃或不食含钠盐量较高的各类加工食品，如咸菜、火腿、香肠以及各类炒货。天然食品中钠含量低而钾的含量较高，多数加工好的食品中加入了较多的钠盐。某些食物天然含有钠盐，如动物性食品，特别是动物内脏，贝类及菠菜等绿叶菜含钠也较高。而谷类、瓜茄类、水果中则含钠量较少。

2. 烹调食物菜肴时尽量少放入含盐高的调料，使用一些低钠食盐和无盐酱油。面粉、大豆、豆腐、毛豆、马铃薯，以及许多新鲜蔬菜都是低钠食物，可供选用，而尽量不食用咸肉、腊肉、咸菜等含钠量较高的腌制品。减少味精、酱油等含钠盐的调味品用量。

3. 不吃或少吃快餐食品，多数快餐食品中钠含量较高。对于那些口味较重的人，应该逐渐减少食盐的摄入，不追求一步到位。在日常生活中，正确估计食盐的量具有特别重要的意义，瓷勺一平勺食盐约为18g，瓷勺一平勺酱油相当于食盐3g，咖啡勺一平勺食盐约为3g，一小撮（用三个手指尖）食盐为2~3g，患者可根据需要和可能情况进行应用。

4. 肾功能良好者，使用含钾的烹调用盐。

二、增加钾、钙、镁的摄入

与钠盐摄入相反，钾、钙、镁的摄入量与人体血压呈负相关。钾能够对抗钠对血压的不利作用，增加钾的摄入可使钠的排泄量增加而使血压下降。尤其对使用排钾利尿药的高血压病患者更应注意钾的补充。可通过食用含钾丰富的食物增加钾的摄入量，主食中的稻米、玉米，蔬菜中的各种绿叶菜如菠菜、油菜、韭菜，各种豆类及马铃薯、蘑菇、香菇等菌类食物，以及海带、木耳、花生、瓜子，水果中的橘子、香蕉等含钾均较高，可经常食用。

钙是维持血管平滑肌细胞正常功能的重要成分之一，钙的摄入量增加还可以促进尿钠的排泄，所以增加钙的摄入量有利于对高血压的控制。含钙较高的食物有各种豆制品、奶类，以及虾皮、紫菜、海带、木耳、蘑菇等，应提倡多食。还需注意某些草酸含量较高的蔬菜如菠菜、苋菜、茭白、竹笋、荸荠等，不宜与含钙高的食物同食，因其中的草酸成分易与钙形成不溶性的草酸钙而不利于人体对钙的吸收。另外，老年高血压患者对补充钙盐的反应相对较差，日常生活中应特别注意。由于高血压病患者为了减少饱和脂肪酸和钠的摄入而减少牛奶和奶酪的摄入，从而不经意的减少了钙的摄入。患者每晚睡前喝牛奶1杯，可以帮助降低血压，还可以预防骨质疏松。

镁能使高血压患者的血管扩张，并与钙一起通过神经体液等调节机制而控制血压。因此，高血压病患者还应增加镁的摄入。含镁较多的食物有谷类、豆类、奶类及绿色蔬菜和海产品等。

三、摄入足够的优质蛋白质

既往在高血压的治疗中较为强调低蛋白饮食，但近年来的研究发现，某些蛋白质成分有利于调节控制血压。因此，除并发肾功能不全的患者外，高血压病患者不应过分限制蛋白的摄入，尤其应增加一些优质蛋白的摄入。例如鱼类蛋白质中的含硫氨基酸能增加尿钠排泄，而减轻钠盐对血压的不利影响，起到降低血压和减少脑卒中的作用。大豆蛋白质具有保护心脑血管的作用，虽然对血压无明显影响，但可降低高血压病患者的脑卒中发生率。所以高血压病患者适当摄入一些优质蛋白对治疗是有利的。建议改善动物性食物结构，减少含脂肪高的猪肉，增加高蛋白质低脂肪含量的鱼类。蛋白质应占总热量的15％左右。

四、辨证施膳

高血压病为本虚标实之疾患，其本虚以阴虚为主，其标实有肝火、阳亢、痰湿、瘀血之分。因此，在进行高血压病的饮食治疗时，要根据患者的不同证候分别施以育阴、清肝、平肝、化痰、活血等膳食，使膳食与病证相符，以利于血压的降低与稳定。根据中医学"药食同源"的理论，应用食疗和药膳治疗高血压病具有丰富的经验，取得一定的疗效。但进行食疗时也必须遵守中医辨证论治的原则，否则就达不到预期的目的，如肝阳上亢者宜用清肝泻火的食疗方，阴血不足者宜用血肉有情之品以滋补阴血等，偏于阳虚则宜用温热类食物以温补心肾阳气。食疗方法需长期坚持方可收效。

五、戒烟限酒

我国人群吸烟率很高，在男性达到60％～70％，女性较低，但也达7％左右。吸烟是一种不良习惯，对人体有百害而无一利。香烟中的化学成分较复杂，含有30余种对人体有害的物质，其中，与心血管疾病特别是高血压病关系最密切的是尼古丁。尼古丁能直接刺激或通过交感神经系统，使心率加快，血管收缩，血压升高；促进肾上腺儿茶酚胺的释放，引起小动脉的持续收缩，钙盐、胆固醇等物质沉积在血管壁，使小动脉壁的平滑肌变性，血管内壁增厚而促进动脉硬化，增加血液黏稠度等，并易发生心肌梗死、动脉硬化性闭塞症等与高血压相关的心血管及周围血管并发症。另外，有吸烟习惯的高血压病患者，由于对降压药物的敏感性减低，抗高血压治疗不易获得满意的疗效，以至不得不加大用药剂量。长期吸烟的高血压病患者，其远期预后也较差，吸烟者的恶性高血压及蛛网膜下腔出血的发生率较高。所以，高血压病患者应戒烟，并应减少或避免被动吸烟。

大量饮酒也是高血压的危险因素之一，饮酒后体内的肾上腺皮质激素及儿茶酚胺等内分泌激素升高，通过肾素-血管紧张素系统等使血压升高。酒还能降低患者对抗高血压病药物的反应性，因此，高血压病患者不宜大量饮酒。一时不能戒酒者可适量饮酒，建议饮酒量为每日酒精摄入量男性不应超过 25 克；女性不应超过 15克。不提倡高血压病患者饮酒，如饮酒，则应少量白酒、葡萄酒（或米酒）与啤酒的量分别＜50ml、100ml、300ml。

六、减轻体重

肥胖是高血压的重要危险因素之一，也是影响降压疗效的主要原因。有30%～50%的肥胖者伴发高血压，且高血压的发病率随肥胖程度的加重而增高。肥胖引起高血压的发病机制可能与以下几点相关：①肥胖者脂肪组织扩增使血管床加大，血容量及心排血量增加；②由于胰岛素的分泌与代谢异常，影响动脉管壁的功能；③肥胖者肾血流量和肾小球滤过率的减少，抗利尿激素水平升高而导致水钠潴留等，故减轻体重不仅是对肥胖本身的治疗，而且对控制高血压也是十分必要的。

研究表明，导致肥胖的最主要原因是过多摄入热量，导致能量的贮积和三酰甘油在脂肪组织中的沉积。比较简便的计算方法是以［身高（厘米）－105］±10%作为体重值（千克）的正常范围，超过上限即为超重。还有用腰围/臀围（WHR）之比：男性 WHR＞0.92，女性 WHR＞0.81 即为向心型肥胖；男性 WHR＜0.92，女性＜0.81 则为周围型肥胖。减肥的最有效途径就是控制热量摄入，理论上每减少 6.8 千卡热量，体重降低 1 克；如果每日减少 600～700 千卡热量，1 个月即能降低体重 3 千克。限制饮食还要注意平衡膳食，宜食用高维生素、高纤维素、高钙、低脂肪、低胆固醇饮食，总脂肪小于总热量的 30%，饱和脂肪＜10%，蛋白质占总热量 15% 左右，动物蛋白占总蛋白质的 20%。要多吃粗粮、杂粮、新鲜蔬菜、水果、豆制品、豆芽、瘦肉、鱼、鸡等食物，食用油宜选择豆油、菜油、玉米油等植物油；尽量避免进食高热量、高脂肪、高胆固醇饮食，少吃荤油、油脂类食物、白糖及辛辣炙博食物，忌浓茶、咖啡。其中新鲜蔬菜宜 400～500 克/日，水果 100克/日，肉类 50～100 克/日，鱼虾类 50 克/日，蛋类 3～4 个/周，奶类 250 克/日，食油20～25 克/日。不提倡使用抑制食欲的药物，最好少食多餐，每日 4～5 餐为宜。对于普通劳动者和超重 10% 以下者，为维持适当的体重，男性每天摄入热量以2000 千卡、女性以1800 千卡为宜；对于超重 20% 左右者，男性以 1700 千卡，女性以 1500 千卡为宜；高血压肥胖者，男性以 1100～1400 千卡，女性以 1000～1200 千卡为宜。单纯减少总热量摄入，着重限制碳水化合物，只能增加而不会减少肥胖或心血管并发症，如果每日碳水化合物摄入过少（＜50 克）时，还会导致酮症的危险。因此，强调低热量饮食，必须与鼓励体育活动紧密结合，体育活动应纳入日常生活中。

第三节　气功、针灸与推拿

国内开展针灸治疗高血压的研究已有 40 多年，取得一定的疗效，但体针及灸法治疗痛苦较大，患者不易坚持，而耳穴贴压及穴位敷贴疗法简便，患者容易接受。此外，按摩对一些与颈椎病相关的高血压亦有较好疗效。头皮针、电针、梅花针等对治疗高血压亦有一定的疗效。

一、气功疗法

气功主要是通过意识的运用，使自身的生命运动处于优化状态的自我心身锻炼方法，是我国的非药物祛病养生保健措施，属于自我心身锻炼疗法的范畴。中医古典医著《黄帝内经》就以气功养生做为开首，通过气功锻炼，日久天长可逐渐起到平和阴阳，调和气血，疏通经络，扶正祛邪的作用，中医认为，"正气存内，邪不可干，邪之所凑，其气必虚"，正是气功作用的体现。现代研究表明：气功训练可使人体功能处于一种"松弛反应"状态，这一反应可使交感神经活性减弱，动脉血乳酸含量降低，代谢率下降，血浆多巴胺 β 羟化酶（DBH）活性减弱，肾素活性下降。这样使肾素、血管紧张素分泌发生变化，所以血管紧张程度缓解，血压下降。1958 年以来上海市高血压研究所在中西医学理论的指导下，运用现代科学方法对气功防治高血压临床疗效和作用机制进行广泛系统的研究，40 多年医疗和研究实践证明气功锻炼对高血压及其心脑血管并发症的预防、治疗和康复均有良好的疗效，是防治高血压的有效措施之一。

近年来的大量资料提出气功锻炼在缓解消除多项心脑血管疾病危险因素如高交感活性、高血脂、高血糖、高血凝及肥胖等方面均有有益作用，且坚持气功锻炼具有防治多种老年病，提高生活质量，延缓衰老的作用。

气功锻炼方法包括调身（体态）、调神（意念）和调息（气息）3 个要素，通过调神、调身、调息 3 方面协同锻炼，可宁心安神，协调脏腑，调和气血，畅通血脉，对高血压病的治疗起到一定的作用。王崇行等研究发现高血压病患者气功锻炼后甲皱毛细血管血流速率加快，流态由粒流向线流方面转化，管襻清晰度好转等，输入支管径和输出支长度亦有增加趋势，量化了气功具有改善微循环的有益作用。

二、针灸与推拿

中医学认为，针灸是通过疏通经络，调理脏腑，平衡阴阳而达到治疗高血压的目的，《内经·灵枢》曰："经脉者，所以能决生死，处百病，调虚实，不可不通"。国内开展针灸治疗高血压的研究已有 40 多年，取得一定的疗效。

体针治疗在临床中多以辨证治疗为主，是在中医辨证的基础上选穴进行治疗，肝火亢盛型选取行间、曲池、风池泻法；阴虚阳亢型选取三阴交、照海、行间、曲池泻法；阴阳两虚型选取三阴交、足三里、关元、肝俞、肾俞补法；痰湿壅盛型选取合谷、丰隆、阴陵泉泻法，太白补法。

耳针疗法常用穴位包括降压沟、内分泌、交感、神门、降压点、心耳尖等穴。耳针疗法包括以下两种：①毫针刺法。每次留针 1～2 小时，分组交替用穴。②穴位贴压法。在上述穴位（每次取 3～4 穴）贴敷王不留行籽，进行穴位按压。耳穴疗法对轻度高血压效果较好。内关等穴，应用最多的是吴茱萸末敷涌泉穴法，连贴 10～15 日，对高血压病有一定的治疗效果。

耳穴贴压可取穴位有降压点、降压沟、耳尖、交感、神门、枕、心、肝、皮质下等。此外，头皮针、电针、梅花针等对治疗高血压亦有一定的疗效。针刺可能是通过影响血管内皮细胞分泌功能，调节体内内皮源性收缩因子和舒张因子之间的平衡而发挥降压作用。

推拿按摩治疗可以调整人体阴阳平衡，调和营卫，疏通经络，活血化瘀，解除痉挛，促进代谢以达到降压作用，现代医学研究也表明，推拿按摩治疗可增强血液循环，扩张血管，调节自主神经功能，降低神经兴奋性，可起到降低血压作用。中医推拿的降压作用虽比西药缓慢，但疗效巩固较好，血压无大幅度波动，尤对伴有头晕、头痛、耳鸣等症状的老年体弱患者更为适宜。自我手法保健：用双手掌自太阳穴、侧头部、风池至肩部做推法 3～5 次，然后，在同一部位用手掌做搓法 3～5 次，可分别进行，亦可两侧同时进行，再按压曲池、内关、足三里、涌泉穴。其次，一手掌放于后颈部，手指耳根相对，用力做自上而下的揉拿法 20～30 次。上述手法，每日早、晚各做 1 次。

三、外治法

中药治疗高血压病的外治法很多，传统外治法如敷脐、穴位敷贴等治疗高血压均有一定的效果。近几年来中医外治法治疗高血压的研究日益时兴，目前采用的途径有降压膏外贴、药枕、降压帽、磁珠、降压手表等方式给药，取得了一定的疗效，丰富了祖国医学的外治法。

（一）敷贴疗法

常用方法有敷脐、贴敷涌泉穴、耳穴贴压、埋线疗法。

（二）外熏洗法

用煎好的汤剂泡脚。

（三）艾灸疗法

艾灸可通过调节血管内皮细胞的内分泌功能，即提高舒张血管因子 NO 水平，降低缩血管因子 ET 水平，以拮抗 ET 升压作用而达到降压目的。彭丽辉等以艾灸百会穴治疗 48 例高血压病患者，采用温和灸法，以患者局部有温热感而无灼痛为宜，每次灸 1 分钟，每日 1 次，20 次为 1 个疗程。1 个疗程后患者血压较治疗前明显下降，自觉症状好转，总有效率达 70.83%。

另外，中国自古有"药食同源"的说法，很多中药又是食物，所以对高血压患者，特别是轻度高血压病，可配合饮食疗法，有益于降血压的蔬菜有芹菜，白菜，西红柿，木耳，海带，菠菜，荠菜等，可供患者长期食用，亦可配合一些平肝潜阳、清热的中药代茶饮，如菊花饮（杭菊花适量），双桔饮（霜桑叶、夏枯草各适量），青葙饮（青葙子、草决明各适量），桑竹饮（霜桑叶、淡竹叶各适量）等，另单味鬼针草适量长期泡水饮用，亦能取得很好的降压效果。

总之，高血压病的非药物疗法作为药物治疗的辅助手段可以提高药物疗效，改善生活质量，是治疗高血压病的"基石"，无论是患者还是医生，在治疗高血压病中千万不能忘了这一"武器"。改变生活方式是各级高血压措施中必不可少的组成部分。改变生活方式本身即有一定程度降压效果；并可增强抗高血压药物的治疗作用，减少用药剂量，减少药物不良反应；联合采用 2 种或多种改变生活方式的措施，效果更好。对轻中度患者首先提倡非药物治疗。由于高血压病病因未明，针对高血压危险因素的非药物手段一方面如同药物治疗一样均不能根治高血压，另一方面它不像药物治疗可迅速降低血压，但是非药物手段可以说既是治疗措施，又是预防方法，可能是最终"根治"高血压病的手段。因此，除了服用降压药外，患者更需要学会健康的生活方式，注重高血压的养身之道。

第 6 章

～ 高血压药物治疗 ～

大量临床及流行病学研究表明，高血压的危害性一方面与患者的血压水平呈正相关，另一方面还取决于其他心血管的危险因素及合并其他疾病等情况。治疗高血压的目的不仅在于降低血压本身，还在于全面降低心血管病的发病率和死亡率，与中医学治病求本的整体治疗观念相一致。在临床治疗中我们发现，中西医结合治疗高血压病具有其优势性：西药对降低血压具有明显作用，如果同时中医辨证施治，服用中药，则可起到协同降压，减少药物的不良反应，改善自觉症状，延缓并发症发生的作用。

第一节　高血压治疗策略

一般抗高血压治疗的目标是将血压恢复至＜140/90mmHg；65 岁及以上老年人的收缩压应控制在 150mmHg 以下，如能耐受还能进一步降低；有糖尿病或肾病的高血压患者应降至＜130/80mmHg，脑卒中后的高血压患者一般血压目标为＜140/90mmHg。处于急性期的冠心病或脑卒中患者，应按照相关指南进行血压管理。舒张压低于 60mmHg 的冠心病患者，应在密切监测血压的前提下逐渐实现 SBP 达标。抗高血压治疗的最终目的是减少脑卒中、心肌梗死和肾损害，降低死亡率。要求医生在治疗高血压的同时，干预患者检查出来的所有可逆性危险因素（如吸烟、高脂血症或糖尿病），并适当处理患者同时存在的各种临床症状。应该强调的是，无论高血压病患者的危险度如何，都应首先或同时纠正不良的生活方式。换言之，改善患者的生活方式应作为治疗任何类型高血压的基础。部分轻型高血压患者通过改善生活方式后，可减少甚至免于降压药物的治疗；病情较重的高血压患者通过改善生活方式，也可以提高降压药物的治疗效果，减少用药剂量或用药种类。改善生活方式包括合理膳食、适量运动、控制体重、保持良好健康心态等，在第 5 章高血压非药物治疗中已有详述。初诊的高血压患者应根据评估和监测的危险分层情况采取不同治疗方案。初诊高血压患者的评估及监测程序见图6-1。

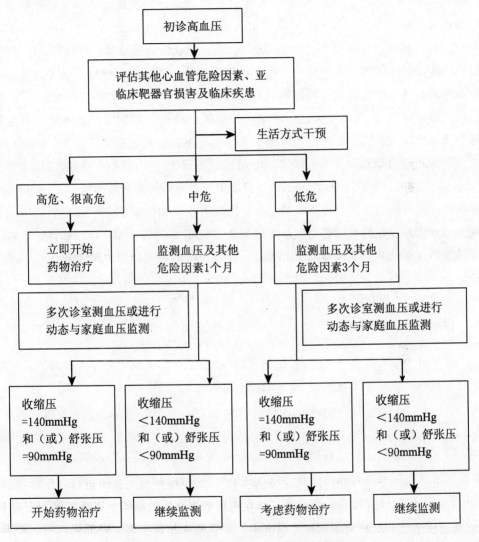

图6-1 初诊高血压患者的评估及监测程序

第二节　高血压西医药治疗

药物治疗降低血压可以有效地降低心血管并发症的发病率和死亡率，防止脑卒中、冠心病、心力衰竭和肾病的发生和发展。近 30 年来国际上对划分高血压的标准在不断改变之中，迄今已明确随着血压的升高心脑血管事件发生率直线上升。在 2002 年的一项 100 万（40－70 岁）高血压人群荟萃分析发现，虽然随着年龄增加心脑血管危险性增加，但各年龄段中血压值 115/75mmHg 是一个转折点，凡血压 ≥115/75mmHg，每增加 20/10mmHg，心脑血管事件成倍增加，即使在 115/75～140/90mmHg，所谓"血压正常"范围，也是如此。同时降压治疗还应考虑有哪些危险因素共存，如高血脂、糖尿病。目前的观点是，每个患者的"正常血压标准"也应"个体化"，凡是超过此血压水平，心血管危险性就增加时，这一水平就应是这个患者比较安全的"正常血压"水平。如当有糖尿病时不是血压≥140/90mmHg 才开始服药，而是血压≥130/80mmHg 就应开始服药。高血压合并肾病蛋白尿（≥ 1g/d），则目标血压为 125/75mmHg。目前用于高血压的药物品种繁多，作用各异，但其治疗高血压的共同目标为降低血压。目前有临床实验证据表明可有效降压，并减少心血管并发症的常用药物有血管紧张素转化酶抑制药（ACEI）、血管紧张素受体阻断药（ARB）、β 受体阻断药（BB）、钙通道阻断药（CCB）和噻嗪类利尿药。

一、用药原则

（一）小剂量

采用最小的有效剂量以获得可能的疗效，使不良反应减至最小。如有效，可以根据年龄和反应逐步递增剂量，以获得最佳的疗效。

（二）长效制剂

为了有效的防止靶器官损害，要求 24 小时内降压稳定，并能防止从夜间较低血压到清晨血压突然升高而导致猝死、脑卒中和心脏病发作。要达到此目的，最好使用一天一次给药而有持续 24 小时降压作用的药物。其标志之一是降压谷/峰比值＞50%，即给药后 24 小时仍能保持 50% 以上的最大降压效应，此种药物还可以增加治疗的依从性。

（三）联合用药

为使降压效果增大而不增加不良反应，用低剂量单药治疗疗效不够时可以采用两种或两种以上药物联合治疗。近年来的研究认为，最大程度地取得治疗高血压病的疗效，则要求更大程度地降低血压，而要做到这一点单药治疗是力所不能及的，如果增加单药的剂量易出现不良反应。多项国际大规模临床试验已经证明，治疗高血压时联合用药有其需要和价值。

大多数高血压患者需联合使用 2 种或多种不同类的抗高血压药物。当首先选用的单一药物已用足够剂量，血压的控制仍未达标时，应考虑联合使用第 2 种抗高血压药物，所选药物的治疗作用应有协同或至少相加的作用，其不良反应可以相互抵消或至少不重叠或相加。如果血压高出目标血压水平 20/10mmHg，应考虑起始即联合使用 2 种抗高血压药物，可分别处方，每种药物为小剂量，也可使用固定剂量的复方制剂。起始联合使用 2 种以上的抗高血压药物有利于及早控制血压，但应注意直立性低血压，尤其是糖尿病、自主神经功能障碍和老年患者。

在联合用药时小剂量噻嗪类利尿药既增效，而又很少增加费用或不良反应。

（四）随访和减药

一般高血压患者须终身治疗，因此，一旦患者开始接受抗高血压药物治疗，应对之进行随访和监测。早期可每周来诊 1 次，进行药物的调整，直至血压下降达标。每年至少应测定血清钾或肌酐 1～2 次。降血压时，应注意同时控制其他心血管疾病危险因素，只有当血压得到满意控制后，才考虑使用小剂量阿司匹林，否则会增加出血性脑卒中的危险。

高血压患者经药物治疗血压降至正常水平后，如自行停药其血压或迟或早终将回复到治疗前的水平。但是，如果患者的血压已长期得到有效控制，且同时认真地进行着非药物治疗，可以在医生的指导下，试图逐步地减少用药次数或剂量。患者在试行这种"逐步减药"的时候，应认真仔细地监测血压。

（五）记录

一般高血压患者的治疗时间长达数十年，治疗方案很可能多次变换，包括药物的选择。最好建议患者详细记录其用过的治疗及疗效。医生更应为经手治疗的患者保存充分的记录，随时备用。

二、口服降压药的种类及选择

（一）降压药物的种类

以下 6 大类抗高血压药物均适用于起始和维持治疗。

1. 利尿药。

2. β 受体阻滞药（β-B）。

3. 血管紧张素转化酶抑制药（ACEI）。

4. 血管紧张素Ⅱ受体拮抗药（ARB）。

5. 钙拮抗药（CCB）。

6. α受体阻滞药（α-B）。

（二）降压药物的选择

1. **选择原则** 选择降压药物应根据治疗对象的个体状况，药物的作用、代谢、不良反应以及药物间的相互作用，参考以下几点做出决定（表6-1）。

表6-1 各类主要降压药物选用的临床参考

药物种类	适应证	禁忌证	限制使用
利尿药	充血性心力衰竭 收缩期高血压 老年单纯收缩期高血压	痛风	血脂异常 妊娠
β受体阻滞药	劳力性心绞痛 心肌梗死后 快速心律失常 充血性心力衰竭 妊娠	哮喘 慢性阻塞性肺疾病 Ⅱ～Ⅲ度房室传导 阻滞	周围血管病 糖耐量减低 体力劳动者
α受体阻滞药	前列腺增生肥大 糖耐量减低 高血脂	体位性低血压	充血性心力衰竭
血管紧张素转化酶抑制药（ACE-I）	充血性心力衰竭 左心室肥厚 心肌梗死后 糖尿病微量蛋白尿	双侧肾动脉狭窄 高血钾 妊娠	
血管紧张素Ⅱ受体拮抗药（ARB）	2型糖尿病肾病 蛋白尿、糖尿病微量白蛋白尿 左心室肥厚 ACEI所致咳嗽	妊娠 高血钾 双侧肾动脉狭窄	

（续　表）

药物种类	适应证	禁忌证	限制使用
钙拮抗药	心绞痛、周围血管病、老年单纯收缩期高血压、颈动脉粥样硬化 糖耐量异常、妊娠（二氢吡啶类） 室上性心动过速（非二氢吡啶类）		充血性心力衰竭 快速心律失常（二氢吡啶类）Ⅱ～Ⅲ度房室传导阻滞（非二氢吡啶类）

（1）所选用的药物是否有确切的降压效果。

（2）治疗对象是否存在其他心血管病危险因素；是否已有靶器官损害；心血管疾病（尤其是冠心病）、肾病、糖尿病的临床表现。

（3）治疗对象是否合并有受降压药影响的其他疾病。

（4）与治疗合并疾病所使用的药物之间有无可能发生的相互作用。

（5）选用的药物是否已有减少心血管病发病率与死亡率的证据及其力度。

（6）所在地区降压药物品种供应与价格状况及治疗对象的支付能力。

2. 高血压合并其他临床情况时的药物选择

（1）高血压合并冠心病：稳定性心绞痛患者首选 β-B，也可选用长效 CCB。急性冠状动脉综合征（不稳定性心绞痛或急性心肌梗死）患者首选 β-B 和 ACEI，必要时可联合其他药物。心肌梗死后高血压患者首选 ACEI、β-B 和醛固酮拮抗药（AA），同时应强化降脂治疗和阿司匹林的使用。

（2）高血压合并心力衰竭：包括左心室收缩功能不全和舒张功能不全，有效控制血压和胆固醇对于心力衰竭高危个体的预防心力衰竭发生有重要意义。在无临床症状，而超声心动图或核素等检查示有左心室功能不全的患者，推荐使用 ACEI 和 β-B。有临床症状的左心室功能不全或终末期心脏病患者，推荐使用 ACEI、β-B、ARB 和 AA，联合使用襻利尿药。

（3）高血压合并脑血管病：缺血性脑卒中的急性期，急性降压的利弊如果尚不清楚，但在病情稳定或改善之前，将血压控制在 160/100mmHg 左右是最合适的。病情稳定后仍应认真控制血压，联合使用 ACEI 和噻嗪类利尿药，有利于减少脑卒中的复发。

（4）高血压合并慢性肾脏疾病：治疗的目的是保护肾功能，阻止其恶化并预防心血管疾病。为了将这些患者的血压降至＜130/80mmHg 以下，常需联合使用 3 种或更多的抗高血压药物。已有的临床实验已经表明，ACEI 与 ARB 对于糖尿病和非糖尿病的肾功能有保护作用，可延缓肾功能不全的恶化。在这些患者中使用 ACEI 和 ARB 时，只要不出现高钾血症，血清肌酐一定程度增高（高于用药前的基线水平的 35％左右）是可以接受的，不应盲目停药。血肌酐水平$<220\mu mol/L$ 时，通常需加大襻利尿药的剂量。

（5）高血压合并糖尿病：为将患者血压降至$<130/80mmHg$，通常需要联合使用 2 种或多种抗高血压药物。已有证据表明，噻嗪类利尿药、β-B、ACEI、ARB 和 CCB 有益于改善这类患者的预后，减少心血管事件和脑卒中的发生。尽管噻嗪类利尿药和 β-B 对血脂和血糖代谢有一定不良影响，但对患者预后改善的作用肯定。CCB 和 ACEI/ARB 在对预后硬终点的作用一致，没有显著差别。对于延缓糖尿病肾病进展和减少蛋白尿，ACEI 和 ARB 具有优势作用。

（6）女性高血压：口服避孕药可使血压升高，长期使用避孕药有增加高血压的危险，服用避孕药的妇女应定期监测血压，必要时应改换避孕措施，停用避孕药。雌激素替代治疗不升高血压。

患高血压的妇女妊娠时，母亲与胎儿的危险均增加。考虑胎儿的安全，应首选甲基多巴、β-B 和血管扩张药物。ACEI 和 ARB 可能致胎儿畸形，妊娠期不宜使用，在可能妊娠的妇女与性生活活跃的青少年女性也应避免使用。

（三）单药治疗

1. **优点**　服药简单，因而患者依从性较好，较易确定患者对哪种药物耐受不良，可以及时改用其他有效药物。

2. **缺点**　有时不足以使血压降至目标水平，加大剂量时易出现不良反应。

（四）联合用药

多数高血压病患者需要联合用药。如果血压超过目标血压水平 20/10mmHg，可谨慎选择两种药物，从小剂量开始联合治疗。

1. **优点**　2 种药物均给予小剂量，可减少不良反应的发生；采用 2 种不同作用机制的药物，更易达到控制血压和减少并发症的目的。

2. **缺点**　用药费用可能增加。

3. **常用联合用药配伍**　联合用药时所用的药物种数不宜过多，过多有可能出现复杂的药物相互作用。因此，药物的配伍应有其药理基础。合理的药物配伍还应考虑到各药作用时间的一致性。联合用药的方式：一种是可以采用各药的按需剂量配伍，方便根据临床进行药物品种和剂量的调整；另一种是可以采用固定配伍的复方制剂，其优点是方便、有利于提高患者治疗的依从性。1959 年以来我国自行研制生产了多种复方制剂，如复方降压片、降压静、降压 0 号等，多采纳六七十年代阶梯治疗药物，以利血平、血压达静、氢氯噻嗪为核心，其降压有一定效果，服用方便，且价格便宜，在各医疗单位，尤其人群防治中已广泛应用多年，面对 20 世纪 80 年代以来新药的不断涌现，我国亟待研究、开发新复方降压药物，以适应新形势的需要。

利尿药和钙拮抗药是常用的各种联合的一线用药，近年被公认为是有协同降压作用的组合。目前临床试验结果支持的药物配伍有以下几种。

（1）利尿药＋ACEI、ARB、β 受体阻滞药或钙拮抗药。

（2）钙拮抗药＋ACEI、ARB。

（3）二氢吡啶类钙拮抗药＋β 受体阻滞药。

（4）ACEI＋α 受体阻滞药或钙拮抗药。

（5）β 受体阻滞药＋α 受体阻滞药或钙拮抗药。

必要时也可用其他组合，如 ACEI＋ARB 等。

4. 某些联合用药时禁用的组合

（1）β 受体阻滞药与非二氢吡啶类钙拮抗药合用：尤其在有心功能减退、房室传导阻滞或心动过缓者。

（2）2 种抑制中枢的复方降压制剂：如复方降压片与珍菊降压片合用加重中枢抑制作用，此外，复方罗布麻（含胍乙定）与 α、β 受体阻滞药合用时，尤其对老年人，易引起直立性低血压。

三、临床常用的口服降压药

（一）利尿药

利尿药可增强其他抗高血压药物的降压效果，有利于提高高血压的控制率，且比其他降压药物便宜，尤其是噻嗪类利尿药，是联合用药方案中不可缺少的部分，包括新老固定复方制剂及中药的复方制剂，如复降片、北京降压 0 号、海捷亚、新代文、安博诺、复方罗布麻片、珍菊降压片等。JNC7 建议，对无并发症的大多数高血压患者，应首先选择噻嗪类利尿药单独或与其他类抗高血压药物（ACEI、ARB、β-B、CCB）联合应用。

1. 适应证　特别适用于无其他合并症的老年高血压患者或单纯收缩期高血压患者，及伴有心力衰竭的高血压患者。

2. 临床效果　有效降低血压。可降低致死性和非致死性中风的危险，降低心血管事件的发生率和死亡率。

（1）髓襻利尿药：较噻嗪类利尿药更适用于合并肾功能不全的患者。

（2）噻嗪类利尿药：费用低，是使用最广泛的降压药物。JNC7推荐作为一线药物，单独或联合使用于对其他降压药物不存在强制性适应证的患者。在肾功能相对正常和原发性高血压的患者，噻嗪类利尿药较髓襻利尿药作用更强。

（3）抗醛固酮利尿药：用于高血压合并有充血性心力衰竭、低钾血症的患者。

3. 注意事项

（1）髓襻利尿药：应用髓襻利尿药可能出现酸碱平衡及水、电解质的紊乱（如低钠血症、低钾血症、低氯性碱中毒），尤其见于长期大量使用时。避免用于因肝、肾毒性药物引起或肝性脑病引起的肾功能不全或无尿患者。前列腺增生及排尿障碍者慎用。有明显低血钠史的患者不宜使用。

（2）噻嗪类利尿药：应用噻嗪类利尿药可能出现酸碱平衡及水、电解质的紊乱（如低钠血症、低钾血症、低氯性碱中毒）。避免用于严重肝、肾功能损害者。痛风或有明显低血钠史的患者不宜使用。

（3）抗醛固酮利尿药及保钾利尿药：抗醛固酮利尿药和保钾利尿药可能出现头痛、嗜睡、共济失调、精神紊乱、皮疹、溢乳。避免用于高钾血症或严重肾功能衰竭者。存在高血钾风险者（如糖尿病患者、老年人合并肝肾损害）慎用。

4. 常用药物的用法用量

（1）髓襻利尿药：布美他尼0.5～2mg，1/d；最大剂量5～10mg/d。呋塞米（速尿）20～80mg，1/d，通常早晨服用。托拉塞米2.5～5mg，1/d；最大剂量10mg/d。

（2）噻嗪类利尿药：甲氯噻嗪2.5～5mg，1/d；最大剂量10mg/d。氯噻酮12.5～25mg，1/d。双氢氯噻嗪起始剂量6.25～12.5mg，1/d，常用剂量12.5～25mg，1/d；最大剂量100mg/d。吲哒帕胺普通剂型：0.625～2.5mg，1/d；缓释片：1.5mg，1/d。

（3）抗醛固酮利尿药：螺内酯（安体舒通）25～50mg/d，1次或分次服用。最大剂量400mg/d。

（4）保钾利尿药：阿米洛利5～10mg，1/d；最大剂量20mg/d。氨苯蝶啶25～100mg，1/d。

（5）其他利尿药：美托拉宗2.5～5mg，1/d。曲帕胺15mg，1～2/d。

（二）β受体阻滞药（β-B）

1. 适应证 尤其适用于伴有以下病症的高血压患者：劳力型心绞痛、心动过速、快速房性心律失常、心肌梗死后、偏头痛、甲状腺功能亢进、特发性震颤、妊娠妇女或围术期。

2. 临床效果　有效降低血压。已证实，有些 β 受体阻滞药对心力衰竭患者有益。

3. 注意事项　可能出现乏力、抑郁、肢端发冷、便秘、心功能恶化、心脏传导阻滞、男性勃起功能障碍；在慢性支气管和肺部疾病患者，可诱发支气管痉挛。高度房室传导阻滞、严重心动过缓、病态窦房结综合征、严重或不稳定性心力衰竭、支气管痉挛性疾病以及周围血管疾病患者禁用。Ⅰ度房室传导阻滞、抑郁、采用胰岛素治疗的患者慎用。可能掩盖甲状腺功能亢进和低血糖的表现。可能加重银屑病。长期使用者应避免突然停药，在 1～2 周逐渐减量停药。

4. 常用药物的用法用量

（1）阿替洛尔：12.5～50mg，1/d；最大剂量 200mg/d。

（2）普奈洛尔：起始剂量 10～30mg，1～3/d；可增加至 30～90mg/d，分 2～3 次服用。

（3）美托洛尔：普通剂型，起始剂量 12.5～25mg，2/d；最大剂量 200mg，2/d。缓释剂型，起始剂量 25～50mg，1/d。

（4）比索洛尔：起始剂量为 0.625～2.5mg，1/d；维持剂量 2.5～10mg，1/d；最大剂量 20mg/d。

（5）布拉洛尔：起始剂量 100mg，1/d；最大剂量 200mg，2/d。

（6）卡维地洛：起始剂量为 12.5mg，1/d，2d 后，可增加至 25mg，1/d；每 1 周增加剂量，如需要可增加至最大剂量 50mg/d，1 次或分 2 次服用。

（7）索他洛尔：起始剂量 80～160mg/d，分 1～2 次服用；每隔 2～3d 可逐渐增加至 80～160mg，2/d；最大剂量 640mg/d。

（8）吲哚洛尔：5～15mg/d，早晨 1 次或分 2～3 次服用；可增加至 45mg/d，超过 15mg/d 时需分次服用。最大剂量 60mg/d。

（三）钙拮抗药（CCB）

1. 适应证　特别适用于老年或收缩期高血压，以及伴有以下病症的高血压患者：二氢吡啶类钙拮抗药可用于周围血管病；非二氢吡啶类钙拮抗药可用于快速室上性心律失常等的治疗。

2. 临床效果　有效降低血压。

（1）二氢吡啶类钙拮抗药：通常利用其降压和抗心绞痛特性。对血管平滑肌的作用较心肌作用强。主要作用为扩张血管，几乎不影响窦房结和房室结，负性肌力作用在治疗剂量时不明显。

（2）非二氢吡啶类钙拮抗药：通常利用其抗心律失常、抗心绞痛以及降压特性。与二氢吡啶类钙拮抗药相比，缺乏对血管平滑肌的作用，对心肌的作用缺乏选择性（可直接作用于心肌，抑制窦房结和房室结传导）。

3. 注意事项 可能出现头痛、面部充血、水肿、便秘、心功能恶化、低血压、心慌、牙龈增生等。非二氢吡啶类钙拮抗药可能引起房室分离，高度房室传导阻滞，心动过缓，窦房结功能障碍。故非二氢吡啶类钙拮抗药禁用于严重心动过缓、病态窦房结综合征、窦房结阻滞患者、妊娠妇女。短效二氢吡啶类钙拮抗药因可增加发生心血管事件的危险，尽量避免使用。虽然射血分数低的患者可耐受血管选择性二氢吡啶类药物，但是明显的失代偿性心衰患者不宜用。

4. 常用药物的用法用量

（1）二氢吡啶类钙拮抗药

氨氯地平：起始剂量 2.5～5mg，1/d；最大剂量 10mg/d。

贝尼地平：起始剂量 2～4mg，1/d；最大剂量 8mg/d。

非洛地平：起始剂量 2.5～5mg，1/d，维持剂量 2.5～10mg，1/d；最大剂量 20mg/d。

拉西地平：起始剂量 2～4mg，1/d；3～4 周后可增加至 6mg，1/d。

尼卡地平：普通剂型，起始剂量 10～20mg，3/d，可增加至 20～30mg，3/d；缓释剂型，起始剂量 40mg，2/d，可增加至 80～120mg，2/d。

尼群地平：起始剂量 10～20mg，1/d；最大剂量 60mg/d。

尼索地平：起始剂量 5～10mg，2/d，可增加至 20mg，2/d。

硝苯地平：缓释剂型，起始剂量 10～20mg，2/d；最大剂量 20mg，2/d。控释剂型，起始剂量 20～30mg，1/d；最大剂量 40～60mg/d。

（2）硫氮䓬酮类

地尔硫䓬：普通剂型，起始剂量 30～60mg，3/d；最大剂量 180～360mg/d，3/d。缓释剂型，起始剂量 90～180mg，2/d；最大剂量 360mg/d。

（3）苯烷基胺类

加洛帕米：缓释剂型 100mg，1/d；最大剂量 200mg/d。

维拉帕米：普通剂型 40～80mg，2～3/d；最大剂量 180mg/d。缓释剂型 120～240mg，1/d，可增加至 240mg，2/d。

（四）血管紧张素转化酶抑制药（ACEI）

1. 适应证 特别适用于伴有以下病症的高血压患者：心力衰竭、左心室肥厚、心肌梗死后、肾实质病和糖尿病微量蛋白尿。

2. 临床效果 有效降低血压，耐受性好，不影响血糖和血脂代谢。已证实，在充血性心力衰竭和心肌梗死后左心室射血分数减低的患者中，可降低发病率和死亡率。

3. 注意事项 可能出现干咳、低血压、变态反应、血管神经性水肿、疲劳、头痛、味觉异常、白细胞减少、肾功能损害、高钾血症、低钠血症。存在脱水或低钠者（如长期服用利尿药的心力衰竭患者、透析患者），在开始服药阶段可能出现低血压，故起始治疗期间须密切观察，使用低剂量并卧位服药。妊娠和肾动脉狭窄、肾功能衰竭（血肌酐＞265mmol/L 或 3mg/ml）、高钾血症患者禁用。避免用于主动脉狭窄或流出道梗阻，以及肾血管疾病患者。遗传性或特发性血管神经性水肿者慎用。使用前评估，使用期间监测肾功能。合并肾疾患或使用较高剂量者须常规监测尿蛋白。

4. 常用药物的用法用量

（1）苯那普利：起始剂量（未使用利尿药的患者）10mg，1/d，可酌情增加到20mg/d；最大剂量 40mg/d。

（2）福辛普利：起始剂量 10mg，1/d。使用利尿药者应密切观察血压，或停用利尿药数日后再使用本药。最大剂量 40mg/d。

（3）卡托普利：起始剂量 12.5～25mg，2～3/d。可逐渐增加到 50mg，2～3/d。

（4）赖诺普利：起始剂量（使用利尿药的患者）2.5mg，1/d。起始剂量（未使用利尿药的患者）2.5～10mg，1/d。维持剂量 10～40mg/d。

（5）雷米普利：起始剂量（使用利尿药的患者）1.25mg，1/d。起始剂量（未使用利尿药的患者）2.5～5mg，1/d。维持剂量 2.5～5mg，1/d；最大剂量20mg/d。

（6）培哚普利：起始剂量 4mg，1/d。可逐渐增加到 8mg，1/d；最大剂量16mg/d。

（7）依那普利：起始剂量（使用利尿药的患者）2.5mg，1/d。起始剂量（未使用利尿药的患者）5mg，1/d。维持剂量 10～20mg，1/d；最大剂量 40mg/d。

（8）咪哒普利：起始剂量 2.5～5mg，1/d；维持剂量 5～10mg/d；最大剂量30mg/d。

（五）血管紧张素Ⅱ受体拮抗药（ARB）

1. 适应证 特别适用于伴有以下病症的高血压患者：有使用血管紧张素转化酶抑制药的指征，但不能耐受 ACEI。

2. **临床效果** 有效降低血压，耐受性好，不影响血糖和血脂代谢。与β受体阻滞药或其他常用药物相比，可更有效地预防中风，尤其是有左心室肥厚的患者。有益于治疗 2 型糖尿病的肾病早期和晚期病变。

3. **注意事项** 可能出现头重脚轻感，剂量相关的体位性低血压（尤其见于血容量不足者），肾功能损害，变态反应，血管神经性水肿，肝酶升高，高钙血症，肌痛。血容量不足者（如大量使用利尿药）可能出现低血压，因而应从低剂量开始。双侧肾动脉狭窄、高钾血症、妊娠患者禁用。肝肾功能损害者慎用。老年人、肾功能损害者需监测血钾，并且避免合用保钾利尿药。

4. **常用药物的用法用量**

（1）氯沙坦：起始剂量 25mg，1/d。维持剂量 50～100mg/d，1 次或分 2 次服用；最大剂量 150mg/d。

（2）缬沙坦：起始剂量 80mg，1/d。可增加到 160mg/d，1 次或分 2 次服用；维持剂量 80～160mg/d；最大剂量 320mg/d。

（3）替米沙坦：起始剂量 20～40mg，1/d；最大剂量 80mg/d。

（4）伊贝沙坦：起始剂量 150mg，1/d。维持剂量 150～300mg/d。

（5）坎地沙坦：起始剂量 4mg，1/d。维持剂量 8mg，1/d；最大剂量 16mg/d。

（6）奥美沙坦：起始剂量 10～20mg，1/d；最大剂量 40mg/d。

（六）α 受体阻滞药（α-B）

1. **适应证** 特别适用于伴有以下病症的高血压患者：良性前列腺增生、糖耐量减低、血脂异常。

2. **临床效果** 有效降低血压，同时可缓解早期前列腺增生患者的症状。但与其他降压药物相比，支持其使用的临床证据较少。

3. **注意事项** 首次服药可能出现直立性低血压，并可导致晕厥，故从低剂量开始给药，最好在晚上服药。可能出现头晕、头痛、心悸，继续服药后可消失。可能出现水肿、胸闷、便秘或腹泻、抑郁、紧张、欣快、尿频、视物模糊、肝酶升高。不推荐用于机械梗阻性心力衰竭。老年人、肝肾功能衰竭、心绞痛患者慎用。

4. **常用药物用法用量**

（1）布那唑嗪：起始剂量 1.5mg/d，可增加至 3～6mg/d，分 2～3 次服用；最大剂量 12mg/d。

（2）多沙唑嗪：起始剂量 1mg/d，隔 1～2 周可增加 2mg/d，随后给予 4mg/d；最大剂量 16mg/d。

（3）哌唑嗪：起始剂量 0.5mg，2～3/d；维持剂量 6～15mg/d，分次服用；最大剂量 20mg/d。

（4）特拉唑嗪：起始剂量 1mg/d，睡前服用。维持剂量 2～10mg/d；最大剂量 20mg/d。

（七）其他口服降压药物

1. 作用于中枢的药物　通过抑制血管运动中枢，使外周交感神经的功能降低，从而降低血压。目前已有更安全和有效的药物，通常不推荐使用这类药物。

（1）甲基多巴：治疗顽固性高血压时，可考虑和其他药物联合使用。可安全用于妊娠高血压。起始剂量 250mg，2～3/d。每次调整剂量应该间隔 2d 以上，直到取得预期效果；最大剂量 1～3g/d。

（2）可乐定：起始剂量 0.075～0.1mg，2～3/d。可增加至 0.3mg，3/d；最大剂量 1.8mg/d。

2. 血管扩张药　通过多种作用机制，例如作用于血管平滑肌细胞的兴奋-收缩耦联过程的不同部位，干预 Ca^{2+} 的内流及 Ca^{2+} 自细胞内储库的释放，降低细胞内游离 Ca^{2+} 及其与平滑肌收缩蛋白的相互作用，增加血管平滑肌的 c-CMP 浓度，开放钾通道使细胞膜超极化等，松弛血管平滑肌，降低外周阻力和血压，纠正血压上升所致的血流动力学异常。

（1）肼屈嗪：起始剂量 10mg，4/d，共 2～4d；第一周剩余时间增加至 25mg，4/d；如需要可增加至 50mg，4/d；最大剂量 200mg/d。

（2）美诺地尔：起始剂量 5mg/d，1 次或分次服用；可逐渐增加至 10～40mg/d，1 次或分次服用；最大剂量 100mg/d。

四、高血压急症静脉注射用降压药物

高血压急症和高血压亚急症曾被称为高血压危象。高血压急症是指原发性或继发性高血压患者，在某些诱因作用下，血压突然和显著升高（一般超过 180/120mmHg），同时伴有进行性心、脑、肾等重要靶器官功能不全的表现。高血压急症包括高血压脑病、颅内出血（脑出血和蛛网膜下腔出血）、脑梗死、急性心力衰竭、肺水肿、急性冠状动脉综合征（不稳定性心绞痛、急性非 S-T 段抬高和 S-T 段抬高心肌梗死）、主动脉夹层、子痫等，应注意血压水平的高低与急性靶器官损害的程度并非呈正比。并发急性肺水肿、主动脉夹层、心肌梗死者，即使血压仅为中度升高，也应视为高血压急症。

高血压亚急症是指血压显著升高但不伴靶器官损害。患者可以有血压明显升高造成的症状，如头痛、胸闷、鼻出血和烦躁不安等。相当多的患者有服药顺从性不好或治疗不足的问题。

血压升高的程度不是区别高血压急症与高血压亚急症的标准，区别两者的唯一标准是有无新近发生的急性进行性的严重靶器官损害。

高血压急症的治疗原则是立即控制血压，这是终止进行性靶器官损害的关键。治疗目标依据临床情况而定：在数分钟至 1 小时内，使平均动脉压下降 25% 以内。在以后的 2~6 小时内，使血压下降到 160/110mmHg，首选静脉用抗高血压药物。如果可耐受这样的血压水平，临床情况稳定，在以后 24~48 小时逐步降低血压达到正常水平。

（一）高血压危象不同临床类型的处理原则

1. 急性主动脉夹层 首选药物：拉贝洛尔或硝普钠＋艾司洛尔。一旦怀疑存在主动脉夹层，应立即静脉给予抗高血压药物治疗。避免采用增加心排血量的药物，如二氮嗪、肼苯哒嗪。监测并发症表现，如血压、尿量、意识精神状态和神经系统体征。请心血管外科会诊。

2. 冠状动脉功能不全 不稳定性心绞痛和急性心肌梗死患者首选药物：拉贝洛尔或艾司洛尔＋硝酸甘油。如不能控制血压，可能需要加用尼卡地平或非诺多泮。心力衰竭患者选用硝普钠、硝酸甘油、依那普利。

3. 急性肺水肿 首选药物：硝普钠或非诺多泮＋硝酸甘油，加强效髓襻利尿药（如呋塞米）。

4. 急性肾功能衰竭/微血管病性溶血 首选药物：尼卡地平或非诺多泮。

5. 高血压脑病 首选药物：拉贝洛尔、尼卡地平、硝普钠、非诺多泮，加用强效利尿药。避免使用有中枢神经系统不良反应的药物，如可乐定、甲基多巴、利血平、二氮嗪。

6. 交感危象 首选药物：尼卡地平、维拉帕米、硝普钠、酚妥拉明或非诺多泮，加用拉贝洛尔。避免单用 β 受体阻滞药。

（二）静脉用抗高血压药物

1. 硝普钠 直接血管扩张药，对动脉、静脉作用均强，同时降低心脏前、后负荷。适用于大多数的高血压急症，尤其是合并有心力衰竭的患者。颅内压增高或氮质血症患者，伴肾功能不全的患者慎用。

起始剂量 0.25~0.3μg/(kg·min)，静脉滴注，每隔数分钟逐渐调整剂量，直到血压控制。常用剂量范围为 0.25~10μg/(kg·min)。最大剂量 10μg/(kg·min)。

2. 硝酸甘油 适用于合并心肌缺血的患者。主要扩张静脉，只有大剂量下才能扩张动脉。可能因减低前负荷和心排血量而影响患者代偿性的肾、脑血流灌注。避免用于严重低血压、低血容量、严重贫血、机械梗阻性心力衰竭，以及因颅脑创伤或出血导致颅内压增高患者。正常血压患者，收缩压低于 110mmHg，或高血压患者平均动脉压下降超过 25％时慎用。严重肝肾功能不全、甲状腺功能低下、营养不良，以及低体温患者慎用。

起始剂量 5～10μg/min，静脉滴注，每 3～5min 增加 5μg/min，直到出现血压下降。如给予 20μg/min 仍无反应，每次增加量可增加至 10μg/min，如需要增加量可达 20μg/min。常用剂量范围为 5～100μg/min，静脉滴注。一旦出现血压下降，即减小每次增加量，并延长每次增加量的间隔时间。

3. 酚妥拉明 α 肾上腺素能阻滞药，适用于儿茶酚胺过度分泌的高血压急症（如嗜铬细胞瘤）。通常不推荐使用于缺血性心脏病、心绞痛患者。消化性溃疡患者慎用，因可能加重溃疡病情。用法 5～15mg，静脉注射。

4. 艾司洛尔 心脏选择性的 β 受体阻滞药，作用时间短。在降低动脉压的同时维持正常脑灌注压，不增加脑血流量，不增加颅内压。适用于主动脉夹层、高血压脑病、脑卒中和围术期患者。避免用于窦性心动过缓、Ⅰ度以上房室传导阻滞、心源性休克、支气管痉挛性疾病，以及非代偿性心力衰竭患者。代偿性心力衰竭患者在严密监测心功能的情况下慎用。周围血管性疾病、糖尿病患者慎用。可掩盖甲状腺功能亢进的表现。

负荷剂量 250～500μg/kg，于 1min 内静脉注射。继以 50～100μg/min，静脉滴注 4min。如病情需要，可重复负荷剂量，或逐渐增加静脉滴注剂量，最高至 300μg/(kg·min)（如患者能够耐受）。

5. 拉贝洛尔 α 和 β 肾上腺素能阻滞药，适用于除急性心力衰竭外的大多数高血压危象。严重心动过缓、Ⅱ度或以上房室传导阻滞、病态窦房结综合征、严重不稳定的左心室功能衰竭，以及支气管痉挛性疾病的患者禁用。Ⅰ度房室传导阻滞、抑郁、采用胰岛素治疗、周围血管疾病以及肝功能损害者慎用。

负荷剂量 20mg，于 2min 内静脉注射。继以每隔 10min 静脉注射 20～80mg。或静脉滴注，开始以 2mg/min 的速度给药，逐渐调整，直到达到预期效应。最大蓄积量 300mg/24h。

6. 非诺多泮 多巴胺 DA_1 受体激动药，适用于大多数高血压危症的紧急短期处理，可增加肾血流量和钠的排出。青光眼患者慎用。

负荷剂量 0.1μg/(kg·min)，静脉滴注。根据临床反应，每隔 15min 以上增加 0.05～0.1μg/(kg·min)。最大剂量 1.6μg/(kg·min)。

7. 尼卡地平 二氢吡啶类钙拮抗药，适用于除急性心力衰竭和急性冠状动脉缺血（慎用）外的大多数高血压急症。明显的失代偿性心功能不全者禁用。心力衰竭、肝损害、肝血流减低、门静脉高压症、肾功能不全者慎用。

负荷剂量 5mg/h，缓慢静脉滴注，直到出现预期反应。每 5min 可增加剂量 2.5mg/h。最大剂量 15mg/h。

五、高血压治疗的新进展

近年来随着人们对高血压的认识不断深入，高血压的治疗也出现了一些新的进展，下面就一些主要的进展做一介绍。

（一）中性内肽酶（NEP）

血管紧张素转化酶抑制药（ACEI）这类药物对 NEP、ACE 有双重抑制作用。NEP 结构类似 ACE，可抑制心房钠尿肽（ANP）的代谢，扩张血管，增加尿钠排泄，降低醛固酮分泌。NEP、ACEI 既可升高血浆中 ANP 的浓度，又可阻滞 RAS，使引起血管收缩的血管紧张素Ⅱ生成减少，使具有血管扩张作用的缓激肽水平升高。初步研究显示，Omapatrilat 与其他降压药相比，具有更优良的效果。

（二）一氧化氮（NO）

实验证明，敲除 3 类一氧化氮合酶（NOS）基因的小鼠将发生轻度高血压，它们的基础血压水平比对照组高 20mmHg；另一方面，增强小鼠 NOS 表达将使其平均动脉压降低 18mmHg 左右。增加 NO 生成也部分解释了目前一些降压药物的作用机制，如 HMG-CoA 还原酶抑制药可使血管内皮细胞的 G 蛋白激酶活化，增加其 NOS 表达。而且，有研究表明，神经源性的 NO 可降低脑干交感神经的兴奋性，从而减弱 α 肾上腺素受体介导的血管收缩效应。故 NO 不论是引起主动的血管扩张，还是降低中枢交感兴奋性，都可降低外周血管紧张度，引起血压下降，这为今后的抗高血压治疗提供了一个新视点。

（三）维生素 C 及超氧化物歧化酶

维生素 C 有抑制 NOS 的作用，有研究显示，患中、重度高血压的 39 例患者随机分为 2 组，治疗组单服维生素 C 500mg/d，持续 1 个月，可使收缩压和舒张压分别下降 11mmHg 和 6mmHg。国外对超氧化物歧化酶降压机制的研究正在进行，虽然还未见明确报道，但前景应该是诱人的。

（四）新型多巴胺受体激动药

多巴胺受体分为 5 型，在肾脏均有表达。多巴胺从近端肾小管上皮细胞内分泌入管腔，与多巴胺 I 型受体结合，可抑制上皮细胞的 Na^+-K^+-ATP 酶的活性，从而减少 Na^+ 的重吸收，减轻心脏前负荷。研究表明，减少肾脏多巴胺的分泌或多巴胺 I 型受体 G 蛋白系统解耦联都可导致肾性 Na^+ 潴留。

（五）性激素

24 小时动态血压监测表明，绝经前女性血压比同龄男性低，但绝经后情况相反，且女性患心血管疾病及肾疾病的可能性高得多。然而，单纯雌激素替代疗法并不能有效降低血压，说明雌激素不足并非女性绝经后血压升高的唯一原因。相比之下，动物实验证实，"压力-利钠"关系存在于雄性自发性高血压大鼠及双侧卵巢切除、睾酮喂养的雌性自发性高血压大鼠中，而调节"压力-利钠"关系的关键正是 RAS，所以推断雌激素升高血压的机制在于 RAS。

（六）黏附分子受体拮抗药

高血压易出现全身血管结构的异常，尤其是微血管管径变狭窄，管壁变厚等，其原因主要是一些细胞外基质如胶原、弹性蛋白等在局部的沉积，而整合素等黏附分子的受体拮抗药可减少细胞外基质在局部的沉积，从而减轻高血压的血管病变。

（七）内皮素 1 （ET-1）受体拮抗药

ET-1 是由 21 个氨基酸组成的多肽，不仅具有强大的血管收缩功能，而且能够刺激多种细胞有丝分裂，增强血管紧张素、醛固酮分泌，降低抗利尿激素分泌，在黑种人高血压的发病中起着重要作用，研究 ET-1 受体拮抗药的抗高血压作用近来逐渐成为热点之一。

（八）其他

血管内皮生长因子（VEGF）和碱性成纤维细胞生长因子（bFGF）可促进血管内皮细胞再生，保护其功能；K^+ 通道开放药、腺苷受体激动药可舒张血管，改善心功能，是治疗缺血型心脏病的新途径。

六、其他药物治疗

治疗高血压患者的其他危险因素和存在的临床疾病同样重要，如降血糖、降血脂、降低血黏稠度等。

（一）抗血小板治疗

如果血压已得到有效的控制，或患者是冠心病高危的高血压患者，且没有胃肠道和身体其他部位的出血危险，推荐小剂量的阿司匹林治疗。肠溶阿司匹林100mg，每日 1 次口服。

（二）调脂治疗

改善生活方式应该是首要的，减少饱和脂肪酸、胆固醇、食盐等的摄入，多吃蔬菜和水果，戒烟限酒，减轻体重，增加及保持适当的体力活动，避免使用可影响血脂的降压药，如大剂量的利尿药（噻嗪类等）至少在短期内可升高血清胆固醇、三酰甘油；小剂量的利尿药则可避免这类影响。β 受体阻滞药能一过性增高三酰甘油，并降低高密度脂蛋白胆固醇，但仍显示出能降低猝死和总死亡率及防止心肌梗死再发的作用。对血脂影响比较小的有：CCB、ACEI、ARB、α 受体阻滞药、咪唑啉受体激动药等。经改变生活方式和饮食调控后，血脂仍异常者，应进行干预治疗。以胆固醇和（或）低密度脂蛋白胆固醇增高为主者，首选他汀类药物治疗；以三酰甘油增高为主者，首选贝特类药物治疗。另外，新近的研究认为，低高密度脂蛋白胆固醇是心血管疾病的独立危险因素，应加以干预。

（三）控制血糖

双胍类、磺脲类、α-糖苷酶抑制药、胰岛素增敏药等可以有效控制血糖。

第三节　高血压中医药治疗

中医药治疗高血压源远流长，辨证论治和整体观念的理论完善，大量的临床研究也证明了中医药治疗高血压的良好疗效，并且具有独特的优势。特别是现代医学技术与中医学相结合的研究，从不同的角度揭示了中医药治疗高血压病的作用机制，显示了中医药治疗高血压病的广阔前景。大量临床和实验研究证明中医和中西医结合对高血压诊治较西医有着不可替代的优越性。

一、常用降压方剂

高血压病的治疗方剂很多，从其功能分类，主要可分为平肝潜阳、清热解毒、活血化瘀、补益肝肾 4 类。以下是较为常用的降压方剂。

（一）天麻钩藤饮

1. **方源**　《杂病证治新义》。

2. **组方**　天麻、钩藤、生石决明、杜仲、益母草、朱茯神、山栀子、黄芩、川牛膝、桑寄生、夜交藤。

3. **功效**　平肝潜阳，熄风清热，补益肝肾。

4. **主治**　肝阳上亢，肝风内动，头痛眩晕，耳鸣眼花，震颤失眠，甚或半身不遂，舌红，脉弦数。

5. **方解**　肝为风木之脏，体阴用阳，其性刚劲，主升主动。若素体阴虚，或人年四十以后阴气自亏，则水不涵木，风阳偏亢，上扰于头；或情志抑郁，郁而化火，火热伤阴，风阳上犯清窍，皆可致头痛眩晕、震颤眼花、甚或半身不遂等症。治当补益肝肾以治其致病之本，潜阳熄风以治其见症之标。方中用天麻、钩藤平肝熄风以为方中之君药；石决明潜阳以助君药之平肝，杜仲、桑寄生、牛膝补益肝肾以治风动之本，共为方中之臣药；栀子、黄芩清热，既可兼制臣药之温性，又可佐助臣药清其阴虚所生之热，益母草活血通络，朱茯神宁心安神，共为方中之佐药；夜交藤安神通络，乃心、肝之向导，为方中之使药。诸药合用，共奏平肝潜阳、熄风清热、补益肝肾之效。本方以治风症之标为主，治阴虚之本为辅，适宜于以阳亢风动症状为主的患者。

6. **注意事项**　脾胃虚弱或无热象者慎服。

7. **临床应用**　天麻钩藤饮主要适宜于高血压病阳亢风动证之兼有热象者，可见头晕头痛、目赤目胀、面颧潮红、舌质红、脉弦数等症状。若以头痛头胀为主症者，加蔓荆子、苦丁茶；以眩晕恶心为主症者，去黄芩、栀子，加泽泻、法半夏、葛根；以失眠多梦为主症者，去黄芩、栀子，加酸枣仁、合欢皮；伴偏瘫偏麻者，加豨莶草、丝瓜络。

（二）龙胆泻肝汤

1. **方源**　《古今医方集成》引东垣方。

2. **组方**　龙胆草（酒炒）、黄芩（炒）、栀子（酒炒）、泽泻、木通、车前子、当归（酒炒）、柴胡、甘草、生地黄（酒洗）。

3. **功效**　清肝胆，利湿热。

4. **主治**　肝经实火上炎，头痛，胁痛，口苦，目赤，耳聋，耳肿；肝经湿热下注，小便淋浊，阴肿，阴痒，遗精，以及妇女带下等。

5. **方解**　肝脉布胁肋，上出前额入头顶，下络阴器；胆脉起眼外角，环绕分布于耳前后。肝胆之火内盛而上攻，故见头痛、目赤、胁痛；肝胆湿热循经下注，则见阴肿、阴痒。治当清泻肝胆实火或清热利湿。方中用龙胆草泻肝胆经实火，除下焦湿热，为方中之君药。黄芩、栀子清热利湿，增强君药清泻肝胆之效，为方中之臣药。柴胡疏利肝胆，为胆草泻肝之助；泽泻、木通、车前子利水泄湿，导引湿邪从小便而出；生地黄、当归养血益阴，监制诸药不致苦燥伤阴，共为方中之佐药。甘草调和诸药，为方中之使药。诸药配合，共奏清肝胆、利湿热之效，适宜于以肝胆火盛或肝经湿热为主证的患者。

6. **注意事项**　孕妇慎服。药多苦寒，易致伤胃，宜中病即止，不宜多服。

7. **临床应用**　龙胆泻肝汤主要用于高血压病之属于肝经实火证者，可见头痛头胀、目赤耳鸣、烦躁口苦、尿黄便秘、舌红苔黄、脉弦数等症状。若以头痛为主症者，加石决明、蔓荆子、菊花；兼大便秘结者，可加大黄；兼阴伤者，加玄参、石斛。

（三）血府逐瘀汤

1. **方源**　《医林改错》。

2. **组方**　当归、生地黄、桃仁、红花、枳壳、赤芍、柴胡、甘草、桔梗、川芎、牛膝。

3. **功效**　活血祛瘀，行气止痛。

4. **主治**　瘀血凝滞，经闭不行，或行经腹痛，或头痛、胸痛日久不愈，或呃逆日久不止，或内热烦闷，心悸失眠，日晡潮热。

5. **方解**　脏腑经络的正常功能有赖于血液的正常循行，血液一旦停滞而运行不畅，则既可失去濡养作用，又可出现瘀塞不通、不通则痛的病机变化，故可见上述症状。此时的治疗关键在于活血化瘀，只有瘀血化、经络通才能使症状缓解。方中用桃仁、红花、当归活血祛瘀，为君药。用川芎、赤芍协助君药以活血祛瘀，为臣药。生地黄配当归养血和血，使瘀去而不伤阴血；枳壳疏肝行气，与桔梗相合，升降并用，调畅气机；牛膝通利血脉，并引胸中的瘀血下行，与柴胡之疏肝解郁、升达清阳相配，亦一升一降，调畅气机，使气行血行，增强活血止痛之效，共为方中之佐药。甘草调和诸药，为使药。诸药配合，共奏活血祛瘀、行气止痛之效，适宜于以瘀血阻络为主证的患者。

6. **注意事项**　非确有瘀血症状不宜服用，孕妇忌服。

7. **临床应用**　血府逐瘀汤主要适宜于高血压病之属于瘀血阻络证者，可见头部刺痛、失眠、肢体麻木、舌质紫暗、脉涩等症状。对于高血压病以头痛为主症或合并冠心病心绞痛者尤为适宜。若以头痛为主症者，加蔓荆子、藁本；以失眠为主症者，加炒枣仁、龙骨；合并冠心病心绞痛者，加丹参、葛根。

（四）镇肝熄风汤

1. **方源**　《医学衷中参西录》。

2. **组方**　怀牛膝、代赭石（先煎）、生龙骨（先煎）、生龟甲（先煎）、生白芍、玄参、天冬、生牡蛎（先煎）、川楝子、生麦芽、茵陈、甘草。

3. **功效**　镇肝熄风。

4. **主治**　内中风证，其脉弦长有力，或上盛下虚，头目时常眩晕，或脑中时常作疼发热，或目胀耳鸣，或心中烦热，或时常嗳气，或肢体渐觉不利，或口眼渐形㖞斜，或面色如醉，甚或眩晕，至于颠仆，昏不知人，移时始醒，或醒后不能复原，或肢体痿废，或成偏枯。

5. **方解**　肝体阴而用阳，阴虚则阳亢，甚则肝阳化风，上扰清窍，气血随之并走于上，故见上述症状，此即"诸风掉眩，皆属于肝""血之与气并走于上，则为大厥"之意。此时治疗重在清镇亢阳，平熄肝风。方中用怀牛膝降其血之上行，并能滋养肝肾；代赭石降其气之上逆，并能平肝潜阳，共为方中之君药。龙骨、牡蛎、龟甲潜阳镇肝，肝阳不僭则风不生；玄参、天冬、白芍滋养阴液，柔润熄风，使不至阳亢而风动，共同辅助君药以制阳亢，均为方中之臣药。茵陈、川楝子清泄肝阳之有余；麦芽配茵陈能疏畅肝气，有利于肝阳的平降，共为方中之佐药。甘草和中，调和诸药，为方中之使药。诸药合用，共奏镇肝熄风之效，适宜于以肝阳化风为主症的患者。

6. **临床应用**　镇肝熄风汤主要适宜于高血压病之属于阳亢风动证者，可见头痛眩晕、头目作胀、面赤如醉、心中烦热、脉弦有力等症状。若以头痛为主症者，加夏枯草、钩藤、苦丁茶；尺脉重按无力者，加熟地黄、山茱萸。

二、常用降压中成药

（一）牛黄降压丸

1. **方源**　《中华人民共和国药典》1995年版一部，《中国中成药保健品集粹》。

2. **组方**　羚羊角、珍珠、牛黄、冰片、黄郁金、黄芪、白芍、水牛角浓缩粉、雄黄、草决明、党参、川芎、黄芩、甘松、薄荷。

3. **功效**　清心化痰，镇静降压。

4. **主治**　肝火旺盛，头晕目眩，烦躁不安，痰火壅盛，高血压症。

5. **方解**　心肝火旺，挟痰上扰于脑，脑受痰火所扰而失其清灵之性，故见眩晕、烦躁之症。治当清心肝之火，降上逆之痰，熄已动之风。方中用羚羊角清热解毒，平肝熄风；水牛角清宫血，解热毒；珍珠安神定惊，清肝明目；牛黄开窍化痰，解热镇痉；冰片、薄荷开窍醒神；郁金行气化痰，清心解郁；川芎活血化瘀，行气止痛；甘松理气；雄黄止痛解毒；草决明清肝热；白芍敛肝阴，抑肝阳而止头痛、眩晕；黄芪、党参补气。共奏平肝潜阳、清热化痰、清心醒脑之功，适宜于以心肝火旺兼挟痰热为主证的患者。

6. **注意事项** 腹泻者忌服。

7. **临床应用** 牛黄降压丸主要适宜于高血压病之属于心肝火旺证兼挟痰热者，可见头目眩晕、烦躁不安、面红、口苦、睡不安宁、舌红、脉弦等症状。若以眩晕为主症者，用刺蒺藜、天麻煎水送服；以头痛为主症者，用蔓荆子、菊花煎水送服；兼大便秘结者，用番泻叶泡水送服。

8. **用法** 制成小蜜丸，重 0.065g/丸，20～40 丸/次，2 次/日，口服；大蜜丸，重 1.6g/丸，1～2 丸/次，1 次/日，口服。

（二）六味地黄丸

1. **方源** 《小儿药证直诀》。
2. **组方** 熟地黄、山茱萸、山药、泽泻、牡丹皮、茯苓（去皮）。
3. **功效** 滋阴补肾。
4. **主治** 肝肾阴虚，腰膝酸软，头晕眼花，耳鸣耳聋，盗汗遗精，或骨蒸潮热，或足心热，或消渴，或虚火牙痛，舌燥喉痛，舌红少苔，脉细数。
5. **方解** 肾为先天之本，真阴、真阳之所出。肾阴充足则诸脏得养，肾阴亏虚则脑髓失充、形体失养，故见诸症。其治当补肾阴以固其本。方中重用熟地黄滋肾以生精补髓，壮水之主，为方中之君药。山茱萸养肝涩精，山药补脾固精，皆有助于肾精之藏，共为方中之臣药。泽泻宣泄肾浊以制熟地黄之滋腻，牡丹皮清泻肝火以制山茱萸之温，茯苓渗利脾湿以助山药之健运，共为方中之佐使药。方中三补三泻，三阴并治，三泻是为三补所需，补肝、脾是为补肾所需。诸药配合，补中有泻，相辅相成，共奏滋阴补肾之功，适宜于以肝肾阴虚为主证的患者。

6. **注意事项** 若消化不良、脾虚便溏者慎服。

7. **临床应用** 六味地黄丸主要适宜于高血压病之偏于肝肾阴虚证者，可见头晕眼花、耳鸣耳聋、腰膝酸软、盗汗遗精、舌红脉细等症状。若以头晕眼花为主症者，加天麻、刺蒺藜、菊花；以耳鸣耳聋为主症者，加磁石。

8. **用法** 共研为细末，炼蜜为丸，如梧桐子大。每次 3 丸，空腹温开水送服。可制成水蜜丸、大蜜丸，水蜜丸 6g/次，大蜜丸 9g/次，2 次/日，口服（《中华人民共和国药典》1995）。

（三）其他

复方罗布麻片、脉君安等。

三、辨证论治

辨证论治是中医认识疾病和治疗疾病的基本法则，是中医学对疾病的一种特殊的研究和处理方法，也是中医学的基本特点之一。中医学认识并治疗疾病，是辨病与辨证相结合。同一种疾病，由于发病的时间、地域、各人体质反应性的差异、年龄层次不一，或处于不同的疾病发展阶段以及合并症等诸多因素的不同，所表现的证不尽相同，因而治法也不一样。

（一）肝火亢盛证

主要表现为头痛、头晕易怒、耳鸣、胸胁胀痛、夜睡不宁、颜面潮红、目赤、口苦或干、舌红苔黄、脉弦数。

1. **治法**　清泻肝火。

2. **方药**　龙胆泻肝汤加减。

方中用龙胆草上泻肝胆实火，下清下焦湿热，为本方泻火除湿两擅其功之君药；黄芩、栀子清热利湿，增强君药清泻肝胆之效，为方中之臣药；泽泻、木通、车前子利水泄湿，导引湿邪从小便而出，引邪下行，有"釜底抽薪"之意，以增强清泻肝胆实火之功；用生地黄、当归滋阴养血，使邪去而不伤正，制约诸药不致苦燥伤阴，达到标本兼顾，共为方中之佐药；方用疏利肝胆之柴胡，是为引诸药入肝胆而设；甘草调和诸药，为方中之使药。综观全方，泻中有补，利中有滋，使火降热清，湿浊分清，循经所发诸证乃可相应而愈。若以头痛为主症者，加石决明、蔓荆子、菊花。兼大便秘结者，可加大黄。兼阴伤者，加玄参、石斛。

本方多苦寒之性药物，易致伤脾胃，宜中病即止。对脾胃虚寒、或多服、久服皆非所宜。孕妇慎服。

（二）阴虚阳亢证

主要表现为眩晕头痛、腰膝酸软、耳鸣健忘、五心烦热、心悸失眠、烦躁易怒、口咽干燥、双目干涩、小便黄少、甚则遗精、四肢麻木、苔薄白或少苔、舌质黯红、脉弦细而数。

1. **治法**　滋阴平肝潜阳。

2. **方药**　天麻钩藤饮化裁。

方中天麻祛风潜阳，止头痛、眩晕；钩藤清热熄风降火，两药并用平肝潜阳；石决明清肝镇肝潜阳；黄芩、栀子清肝泻火；牛膝、杜仲、桑寄生补益肝肾；茯神、夜交藤养血安神；益母草清热活血。全方共奏平肝潜阳，滋补肝肾之功。若见阴虚较甚，舌红少苔，脉弦细数较为明显者，可选加生地黄、麦冬、玄参、何首乌、生白芍等滋补肝肾之阴。若肝火亢盛，眩晕、头痛较甚，耳鸣、耳聋暴作，目赤，口苦，舌红苔黄燥，脉弦数者，可选用龙胆草、牡丹皮、菊花、夏枯草等清肝泻火。便秘者可选加大黄、芒硝或当归龙荟丸以通腑泄热。眩晕剧烈，呕恶，手足麻木或震颤者，有阳动化风之势，加珍珠母、生龙骨、生牡蛎、羚羊角等镇肝熄风。

多数专家认为，此证多见于轻、中度高血压患者，临床特征有显著的肝经风火症候，治宜主用辛凉疏散风火，少用重镇潜降肝阳，若治疗中重用阴柔寒降或重坠潜阳以图治本，便遏阳壅滞风火，血压难以下降。因此，临床上应临证而施，不予拘泥。

（三）阴阳两虚证

主要表现为头晕目眩、耳鸣腰酸、形寒肢冷、倦怠乏力、少气懒言、形体羸弱、口燥咽干、失眠多梦、夜间多尿、舌淡或红苔薄白，脉沉细或弦细。

1. **治法** 滋阴助阳。

2. **方药** 金匮肾气丸加减。

方中六味地黄丸滋肾阴以制阳亢；肉桂、附子益命门火以消阴寒。通过阴阳双补，邪去正复，肾气自健，诸证可除。

偏阴虚者加重补阴药，偏阳虚者加重补阳药。阴虚日久，会影响阳气的充足，产生阴损及阳的病理过程，导致阴阳二虚。高血压病后期的患者，往往既有阴虚症状，又有阳虚症状，病情比较复杂难治，可配伍牛膝等引火归元之品，以及珍珠母或龙牡等潜阳敛摄之品，以益水火既济，又防温补不致过盛。

祝光礼等研究发现阴阳两虚型高血压较对照组白昼和夜间血压均升高，其中白昼平均脉压、夜间平均收缩压、夜间平均舒张压、夜间平均脉压均有统计学显著性差异，以夜间血压升高尤为明显，血压曲线"杓形"消失。认为阴阳两虚型高血压患者在滋补阴阳中药改善症状同时，应使用西药将白昼和夜间的收缩压降至正常范围，如血管紧张素转化酶抑制药、β受体阻滞药等药物，中药可酌加丹参、川芎、三七、蒲黄改善动脉的顺应性，逆转血压的"非杓形"现象，从而更加有效的保护靶器官，减少心、脑、肾等靶器官损害。

（四）痰湿壅盛证

主要表现为眩晕、头痛、头重如蒙、胸闷、呕吐痰涎；次证见心悸、失眠、口淡、食少、舌胖苔白腻、脉滑。

1. **治法**　燥湿化痰、健脾和胃。

2. **方药**　半夏白术天麻汤加减。

方中陈皮理气健脾，半夏降逆止呕，合用则燥湿化痰；茯苓利水渗湿，白术燥湿利水，共用以健脾利湿；天麻、蔓荆子熄风止眩；甘草、生姜、大枣健脾和胃，调和诸药。全方共用，可燥湿祛痰，健脾和胃。若呕吐频繁，加代赭石、竹茹和胃降逆止呕。脘闷、纳呆、腹胀者，加豆蔻、砂仁等理气化湿健脾。肢体沉重，苔腻者，加藿香、佩兰、石菖蒲等醒脾化湿。耳鸣、重听者，加葱白、郁金、石菖蒲等通阳开窍。

此证多由嗜食肥甘，膳食结构失调，劳倦内伤脾胃，脾失健运，痰湿内生，引动肝风所致。临床多见于形体肥胖，少于运动，脾运呆滞，食不甘味，故治此证宜肝脾同治，治脾化痰调升降，治肝平熄治风阳，而重在化痰除痰湿。

四、常用的单味中药

（一）偏于阳亢有热

1. 天麻

（1）来源：为兰科植物天麻的干燥根茎。

（2）性味归经：甘，平。归肝经。

（3）功效：平肝熄风止痉。

（4）主治：头痛眩晕、肢体麻木、小儿惊风、癫痫抽搐、破伤风症。

（5）用法用量：内服——煎汤，3～10g；或入丸、散，研末吞服，1～1.5g/次。

（6）注意事项：气血虚甚者慎服。

（7）临床应用：天麻主要用于高血压病之偏于肝风内动者，一般可见头痛眩晕、肢体麻木、偏瘫等症状。对于高血压病之有脑部并发症者，尤为适宜。

治疗肝风上扰型高血压者，配钩藤、全蝎。治疗高血压所致头痛者，配白芍、川芎；治疗高血压所致眩晕者，配刺蒺藜、钩藤、葛根；治疗高血压所致麻木、偏瘫者，配豨莶草、丝瓜络。

2. 钩藤

（1）来源：为茜草科植物钩藤、大叶钩藤、华钩藤或无柄果钩藤的干燥带钩茎枝。

（2）性味归经：甘，凉。归肝、心包经。

（3）功效：清热平肝，熄风定惊。

（4）主治：头痛眩晕、感冒夹惊、惊痫抽搐、妊娠子痫、高血压病。

（5）用法用量：内服——煎汤，6～30g，不宜久煎（以 20 分钟为宜）；或入散剂。

（6）注意事项：脾胃虚寒者慎服。

（7）临床应用：钩藤常用于高血压病之偏于阳亢风动者，一般多见头痛、眩晕等症状。治疗肝阳上亢型高血压者，配天麻、石决明；治疗肝肾阴虚型高血压者，配桑椹、制何首乌、杜仲；治疗痰湿型高血压者，配法半夏、石菖蒲；治疗瘀血型高血压者，配丹参、地龙。

3. 牡丹皮

（1）来源：为毛茛科植物牡丹的干燥根皮。

（2）性味归经：苦、辛，微寒。归心、肝、肾经。

（3）功效：清热凉血，活血化瘀。

（4）主治：温毒化斑、吐血衄血、夜热早凉、无汗骨蒸、经闭、痛经、痈肿疮毒、跌仆伤痛。

（5）用法用量：内服——煎汤，6～9g；或入丸、散。

（6）注意事项：血虚、虚寒诸证及孕妇、月经过多者禁服。

（7）临床应用：牡丹皮主要用于高血压病之偏于阳亢有热者，一般可见头胀、面热等症状。治疗肝阳上亢型高血压者，配夏枯草、苦丁茶。

4. 罗布麻叶

（1）来源：为夹竹桃科植物的干燥叶。

（2）性味归经：甘、苦，凉。归肝经。

（3）功效：平肝安神，清热利水。

（4）主治：肝阳眩晕、心悸失眠、水肿尿少、高血压病、神经衰弱、肾炎水肿。

（5）用法用量：内服——煎汤，6～12g；或入丸、散。

（6）注意事项：过量可有恶心呕吐、腹泻、上腹不适以及心动过缓、早搏等不良反应。

（7）临床应用：罗布麻叶主要用于高血压病之偏于阳亢有热者，一般可见头痛头胀、心悸足肿等症状。对高血压病合并高脂血症或心功能不全者，尤为适宜。

治疗肝阳上亢型高血压者，配天麻、蔓荆子。治疗高血压病合并高脂血症者，配泽泻、决明子、山楂；治疗高血压合并心功能不全者，配黄芪、防己、葶苈子。

5. 夏枯草

（1）来源：为唇形科植物夏枯草的干燥果穗。

（2）性味归经：辛、苦，寒。归肝、胆经。

（3）功效：清火，明目，散结，消肿。

（4）主治：目赤肿痛、头痛眩晕、瘰疬、瘿瘤、乳痈肿痛、甲状腺肿大、淋巴结结核、乳腺增生症、高血压。

（5）用法用量：内服——煎汤，6～15g，大剂量可用至30g；熬膏或入丸、散。外用——适量，煎水洗或捣敷。

（6）注意事项：脾胃虚弱者慎服。

（7）临床应用：夏枯草常用于高血压病之偏于阳亢有热者，一般多见头痛眩晕、目赤面热等症状。治疗肝阳上亢型高血压者，配天麻、石决明。治疗高血压病所致目赤目痛者，配菊花、枸杞子。

6. 黄芩

（1）来源：为唇形科植物黄芩的干燥根。

（2）性味归经：苦，寒。归肺、胆、脾、大肠、小肠经。

（3）功效：清热燥湿，泻火解毒，止血，安胎。

（4）主治：湿温、暑温胸闷呕恶、湿热痞满、泻痢、黄疸、肺热咳嗽、高热烦渴、血热吐衄、痈肿疮毒、胎动不安。

（5）用法用量：内服——煎汤，3～9g；或入丸、散。外用——适量，煎水洗或研末调敷。

（6）注意事项：脾胃虚寒、少食便溏者禁服。

（7）临床应用：黄芩常用于高血压病之偏于阳亢有热者，一般多见头痛头胀、目赤面热等症状。治疗肝阳上亢型高血压者，配钩藤、苦丁茶。治疗高血压病所致目赤目痛者，配夏枯草、菊花。

7. 地龙

（1）来源：为巨蚓科动物参环毛蚓、通俗环毛蚓、威廉环毛蚓或栉盲环毛蚓的干燥体。

（2）性味归经：咸，寒。归肝、脾、膀胱经。

（3）功效：清热定惊，通络，平喘，利尿。

（4）主治：高热神昏、惊痫抽搐、关节痹痛、肢体麻木、半身不遂、肺热喘咳、尿少水肿、高血压病。

（5）用法用量：内服——煎汤，5～10g；研末入丸、散，1～2g/次；鲜品拌糖或盐化水服。外用——适量，研末擦或调涂；鲜品捣烂或取汁涂敷。

（6）注意事项：脾胃虚寒者不宜服；孕妇禁服。

（7）临床应用：地龙主要用于高血压病之偏于阳亢有热者，一般可见头痛烦躁、口苦口干、面红目赤等症状。对高血压病脑部并发症的预防与治疗，效果均明显。

治疗肝火上炎型高血压者，配龙胆草、栀子；治疗肝阳上亢型高血压者，配白芍、石决明。治疗高血压所致头痛者，配苦丁茶、钩藤；治疗高血压病所致眩晕者，配天麻、刺蒺藜。

8. 大蓟

(1) 来源：为菊科植物大蓟的干燥地上部分或根。

(2) 性味归经：甘、苦，凉。归心、肝经。

(3) 功效：凉血止血，祛瘀消肿。

(4) 主治：衄血、吐血、尿血、便血、崩漏下血、外伤出血、痈肿疮毒。

(5) 用法用量：内服——煎汤，5～10g；鲜品可用 30～60g。外用——适量，捣敷。

(6) 注意事项：虚寒出血、脾胃虚寒者禁服。

(7) 临床应用：大蓟主要用于高血压病之偏于肝火上炎者，一般可见头晕目赤、口干口苦、潮热舌红等症状。治疗肝火上炎型高血压者，配龙胆草、栀子。治疗高血压所致头昏目赤者，配刺蒺藜、白茅根、夏枯草。

9. 野菊花

(1) 来源：为菊科植物野菊的干燥头状花序。

(2) 性味归经：苦、辛，微寒。归肝、心经。

(3) 功效：清热解毒。

(4) 主治：疔疮痈肿、目赤肿痛、头痛眩晕。

(5) 用法用量：内服——煎汤，10～15g，鲜品可用至 30～60g。外用——适量，捣敷；煎水漱口或淋洗。

(6) 注意事项：脾胃虚寒者慎服。

(7) 临床应用：野菊花常用于高血压病之有热象者，一般多见头痛面赤、心烦口苦等症状。治疗肝阳上亢型高血压者，配天麻、决明子。治疗高血压病所致头痛目赤者，配苦丁茶、夏枯草。

10. 蔓荆子

(1) 来源：马鞭草科植物单叶蔓荆的干燥成熟果实。

(2) 性味归经：辛、苦，微寒。归膀胱、肝、胃经。

(3) 功效：疏风散热，清利头目。

(4) 主治：头风头痛，目赤肿痛。

(5) 用法用量：内服——煎汤，5～15g。

(6) 注意事项：血虚有火之头痛目眩及脾胃虚者慎服。

（7）临床应用：治疗高血压及各种头痛；治疗感染性和免疫病眼炎，其他眼睛疾病，及其引起的头痛；治疗支气管炎和慢性支气管炎。

11. 槐花、槐米

（1）来源：豆科植物槐的干燥花及花蕾。

（2）性味归经：苦，微寒。归肝、大肠经。

（3）功效：凉血止血，清肝泻火。

（4）主治：眩晕头胀，肝热目赤，便血痔血。

（5）用法用量：内服——煎汤，5～15g。

（6）注意事项：脾胃虚弱者慎用。

（7）临床应用：治疗高血压和动脉硬化症；治疗各种出血；治疗过敏性紫癜、银屑病；治疗慢性非特异性溃疡性结肠炎。

12. 青葙子

（1）来源：苋科植物青葙的种子。

（2）性味归经：苦，凉。归膀胱、肝、胃经。

（3）功效：清肝降火。

（4）主治：头痛，眼胀目赤，视物模糊。

（5）用法用量：内服——煎汤，5～15g。

（6）注意事项：脾胃虚者慎服，瞳孔散大者禁服。

（7）临床应用：治疗高血压，治疗瘙痒症，治疗玻璃体混浊、视神经萎缩的视物模糊，治疗感染性和免疫病眼炎，其他眼睛疾病，及其引起的头痛。

（二）偏于痰湿者

1. 车前子

（1）来源：为车前科植物车前或平车前的干燥成熟种子。

（2）性味归经：甘，微寒。归肝、肾、肺、小肠经。

（3）功效：清热利尿，渗湿通淋，明目，祛痰。

（4）主治：水肿胀满、热淋涩痛、暑湿泄泻、目赤肿痛、痰热咳嗽。

（5）用法用量：内服——煎汤，5～15g，包煎；或入丸、散。外用——适量，水煎洗或研末调敷。

（6）注意事项：阳气下陷、肾虚遗精及内无湿热者禁服。

（7）临床应用：车前子主要用于高血压病之偏于痰湿者，一般可见眩晕恶心、形体肥胖等症状。对高血压病合并高脂血症者，尤为适宜。

治疗痰湿型高血压病者，配法半夏、泽泻。治疗高血压所致眩晕者，配天麻、刺蒺藜；治疗高血压病合并高脂血症者，配槐角、决明子、山楂。

2. 防己

（1）来源：为防己科植物粉防己的干燥根。

（2）性味归经：苦，寒。归膀胱、肺经。

（3）功效：利水消肿，祛风止痛。

（4）主治：水肿脚气、小便不利、湿疹疮毒、风湿痹痛、高血压病。

（5）用法用量：内服——煎汤，6～10g；或入丸、散。

（6）注意事项：食欲缺乏或阴虚无湿热者禁服。

（7）临床应用：防己主要用于高血压病之偏于痰湿者，一般可见眩晕恶心、体胖足肿等症状。对高血压病合并高脂血症或心功能不全者，尤为适宜。

治疗痰湿型高血压病者，配法半夏、泽泻。治疗高血压所致眩晕者，配法半夏、刺蒺藜；治疗高血压所致足肿者，配车前子、茯苓皮；治疗高血压病合并高脂血症者，配决明子、山楂；治疗高血压病合并心功能不全者，配黄芪、葶苈子。

3. 泽泻

（1）来源：为泽泻科植物泽泻的干燥块茎。

（2）性味归经：甘，寒。归肾、膀胱经。

（3）功效：利小便，清湿热。

（4）主治：小便不利、水肿胀满、泄泻尿少、痰饮眩晕、热淋涩痛、高脂血症。

（5）用法用量：内服——煎汤，6～12g；或入丸、散。

（6）注意事项：肾虚精滑无湿热者禁服。

（7）临床应用：泽泻主要用于高血压病之偏于痰湿者，一般可见眩晕、恶心、体胖等症状。对高血压病合并高脂血症者，尤为适宜。

治疗痰湿型高血压病者，配车前子、法半夏。治疗高血压所致眩晕者，配刺蒺藜、天麻；治疗高血压病合并高脂血症者，配决明子、山楂。

4. 山楂

（1）来源：为蔷薇科植物山里红或山楂的干燥成熟果实。

（2）性味归经：酸、甘，微温。归脾、胃、肝经。

（3）功效：消食健胃，行气散瘀。

（4）主治：肉食积滞、胃脘胀痛、泻痢腹痛、瘀血经闭、产后瘀阻心腹刺痛、疝气疼痛、高脂血症。

（5）用法用量：内服——煎汤，3～10g；或入丸、散。外用——适量水洗或捣敷。

（6）注意事项：脾胃虚弱者及孕妇慎服。

（7）临床应用：山楂主要用于高血压病之偏于痰瘀阻络者，一般可见胸闷不适、时作刺痛、脘痞纳少等症状。对高血压病合并高脂血症者，尤为适宜。

治疗痰湿痹阻型高血压病者，配瓜蒌、法半夏；治疗瘀血阻滞型高血压者，配丹参、地龙。治疗高血压病之合并高脂血症者，配泽泻、麦芽。

（三）偏于瘀血阻滞

1. 川芎

（1）来源：为伞形科植物川芎的干燥根茎。

（2）性味归经：辛，温。归肝、胆、心包经。

（3）功效：活血行气，祛风止痛。

（4）主治：月经不调、经闭、痛经、癥瘕腹痛、胸胁刺痛、跌仆肿痛、头痛、风湿痹痛。

（5）用法用量：内服——煎汤，3～10g；研末，1～1.5g/次；或入丸、散。外用——适量，研末撒或煎汤漱口。

（6）注意事项：阴虚火旺、月经过多及出血性疾病慎服。

（7）临床应用：川芎主要用于高血压病之偏于瘀血阻滞者，一般可见头部刺痛、肢体麻木等症状。对高血压病之以头痛为主症者，尤为适宜。

治疗瘀血阻滞型高血压者，配赤芍、地龙。治疗高血压所致头痛者，配白芍、全蝎；治疗高血压所致麻木者，配豨莶草、丝瓜络；治疗高血压病并发冠心病者，配丹参、降香。

2. 丹参

（1）来源：为唇形科植物丹参的干燥根及根茎。

（2）性味归经：苦，微寒。归心、肝经。

（3）功效：祛瘀止痛，活血通经，清心除烦。

（4）主治：月经不调、经闭痛经、癥瘕积聚、胸腹刺痛、热痹疼痛、疮疡肿痛、心烦不眠、肝脾大、心绞痛。

（5）用法用量：内服——煎汤，5～15g，大剂量可用至30g。

（6）注意事项：妇女月经过多及无瘀血者禁服；孕妇慎服。反藜芦。

（7）临床应用：丹参主要用于高血压病之偏于瘀血阻滞者，一般可见头痛眩晕、胸闷麻木等症状。对高血压病之有心、脑及其他血管并发症者，尤为适宜。

治疗瘀血阻滞型高血压者，配川芎、地龙。治疗高血压所致头痛者，配苦丁茶、全蝎；治疗高血压所致眩晕者，配葛根、刺蒺藜；治疗高血压所致麻木者，配红花、丝瓜络；治疗高血压病并发冠心病者，配降香、郁金、山楂。

3. 当归

（1）来源：为伞形科植物当归的干燥根。

（2）性味归经：甘、辛，温。归肝、心、脾经。

（3）功效：补血活血，调经止痛，润肠通便。

（4）主治：血虚萎黄、眩晕心悸、月经不调、经闭、痛经、虚寒腹痛、肠燥便秘、风湿痹痛、跌仆损伤、痈疽疮疡。

（5）用法用量：内服——煎汤，6～12g；或入丸、散，或浸酒、熬膏。

（6）注意事项：热盛出血者禁服；湿盛中满或大便溏泄者慎服。

（7）临床应用：当归主要用于高血压病之偏于瘀血阻滞者，一般可见头痛麻木、心悸不适等症状。对高血压病之有脑及其他血管并发症者，尤为适宜。

治疗瘀血阻滞型高血压者，配红花、川芎。治疗高血压病脑部并发症者，配红花、丝瓜络。

4. 延胡索

（1）来源：为罂粟科植物延胡索的干燥块茎。

（2）性味归经：辛、苦，温。归肝、脾经。

（3）功效：活血，利气，止痛。

（4）主治：胸胁、脘腹疼痛及经闭、痛经、产后瘀阻、跌仆肿痛。

（5）用法用量：内服——煎汤，3～10g；研末服，1.5～3g；或入丸、散。

（6）注意事项：孕妇禁服；体虚者慎服。

（7）临床应用：延胡索主要用于高血压病之偏于瘀血阻滞者，一般可见头痛麻木、胸痛胸闷等症状。对高血压病之以头痛为主症或并发冠心病者，尤为适宜。

治疗瘀血阻滞型高血压者，配葛根、地龙。治疗高血压所致头痛者，配川芎、蔓荆子；治疗高血压病并发冠心病者，配瓜蒌、薤白、半夏、白酒。

5. 三七

（1）来源：为五加科植物三七的干燥根。

（2）性味归经：甘、微苦，温。归肝、胃经。

（3）功效：散瘀止血，消肿定痛。

（4）主治：咯血、吐血、衄血、便血、崩漏、外伤出血、胸腹刺痛、跌仆肿痛。

（5）用法用量：内服——煎汤，3～9g；研粉吞服，每次1～3g；或入丸、散。外用——适量，磨汁涂或研末调敷。

（6）注意事项：孕妇慎用。

（7）临床应用：三七主要用于高血压病之偏于瘀血阻滞者，临床一般可见肢体麻木、头胸刺痛、偏瘫等症状。对高血压病并发冠心病、短暂性脑缺血发作、脑血栓形成、脑出血及其他血管病变者，尤为适宜。

治疗瘀血阻滞型高血压者，配葛根、地龙。治疗高血压所致头痛者，配川芎、钩藤；治疗高血压所致胸痛者，配丹参、降香；治疗高血压所致麻木者，配豨莶草、红花；治疗高血压所致偏瘫者，配丝瓜络、豨莶草。

6. 土鳖虫

（1）来源：鳖蠊科昆虫地鳖或冀地鳖的雌虫干燥体。

（2）性味归经：咸，寒；有小毒。归肝经。

（3）功效：破瘀血，续筋骨。

（4）主治：筋骨折伤、瘀血经闭、癥瘕痞块。

（5）用法用量：内服——煎汤，10g；或浸酒饮。研末外用——适量，煎汤含漱、研末撒或鲜品捣敷。

（6）注意事项：年老体弱或月经期慎服；孕妇禁服。

（7）临床应用：土鳖虫主要用于高血压病之偏于瘀血阻滞者，一般可见头痛、麻木、偏瘫等症状。对高血压病脑部并发症及并发周围血管病变者，尤为适宜。

治疗瘀血阻滞型高血压者，配水蛭、地龙。治疗高血压所致头痛者，配蔓荆子、钩藤；治疗高血压所致麻木者，配红花、鸡血藤；治疗高血压病脑部并发症者，配豨莶草、丹参；治疗高血压病并发冠心病者，配丹参、降香；治疗高血压病并发周围血管病变者，配水蛭、银花藤。

（四）偏于肝肾亏虚

1. 杜仲

（1）来源：为杜仲科植物杜仲的树皮。

（2）性味归经：甘、微辛，温。归肝、肾经。

（3）功效：补肝肾，强筋骨，安胎。

（4）主治：腰脊酸疼、足膝痿弱、小便余沥、阴下湿痒、胎漏欲堕、高血压等。

（5）用法用量：内服——煎汤，20～30g；或入丸、散。

（6）注意事项：阴虚火旺者慎服。

（7）临床应用：杜仲主要用于高血压病偏于肝肾亏虚者，一般多见头晕、腰酸、夜尿多等症状。其剂量要求＞20g/d，才有较好的降压效果。

治疗肝肾亏虚型高血压者，配桑寄生。治疗高血压所致眩晕者，配刺蒺藜、天麻；治疗高血压所致头痛者，配钩藤、蔓荆子、夏枯草；治疗高血压所致麻木者，配豨莶草、丝瓜络。

炒杜仲的降压作用大于生杜仲，醇浸液比水煎液的降压作用小。

2. 桑寄生

（1）来源：为桑寄生科植物桑寄生的干燥带叶茎枝。

（2）性味归经：苦、甘，平。归肝、肾经。

（3）功效：补肝肾，强筋骨，祛风湿，安胎。

（4）主治：风湿痹痛、腰膝酸软、筋骨无力、崩漏经多、妊娠漏血、胎动不安、高血压病。

（5）用法用量：内服——煎汤，10～15g；或入丸、散；浸酒或捣汁服。外用——适量，捣烂敷。

（6）临床应用：桑寄生主要用于高血压病之偏于肝肾亏虚、腰膝酸软者，一般多见头晕、腰酸、夜尿多等症状。治疗肝肾亏虚型高血压者，配杜仲、山茱萸。治疗高血压所致眩晕者，配刺蒺藜、天麻。

3. 白蒺藜

（1）来源：蒺藜科植物蒺藜的干燥成熟果实。

（2）性味归经：辛、苦，微温。归肝经。

（3）功效：平肝明目，疏肝祛风，补肾。

（4）主治：头痛，头晕，目眩，目赤翳障。

（5）用法用量：内服——煎汤，6～10g。

（6）注意事项：血虚气弱者及孕妇慎服。

（7）临床应用：治疗高血压；治疗头痛、头晕；治疗白癜风；治疗男性功能减退。

（8）用法用量：内服——煎汤，10～15g；或入丸、散；浸酒或捣汁服。外用——适量，捣烂敷。

（9）临床应用：桑寄生主要用于高血压病之偏于肝肾亏虚、腰膝酸软者，一般多见头晕、腰酸、夜尿多等症状。治疗肝肾亏虚型高血压者，配杜仲、山茱萸。治疗高血压所致眩晕者，配刺蒺藜、天麻。

（五）其他

1. 葛根

（1）来源：为豆科植物野葛或甘葛藤的干燥根。

（2）性味归经：甘、辛，凉。归脾、胃经。

（3）功效：解肌退热，生津，透疹，升阳止泻。

（4）主治：外感发热头痛、项强、口渴、消渴、麻疹不透、热痢、泄泻、高血压颈项强痛。

（5）用法用量：内服——煎汤，10～20g；或捣汁。外用——适量，捣敷。

（6）临床应用：葛根可用于各类型的高血压病，一般多见头痛头晕、颈胀颈痛等症状。对高血压病合并颈项强痛者，必用本品。

治疗肝阳上亢型高血压者，配天麻、刺蒺藜；治疗痰湿型高血压者，配泽泻、法半夏；治疗瘀血阻络型高血压者，配丹参、川芎。治疗高血压病合并颈项强痛者，配白芍、威灵仙。

2. 蒺藜

（1）来源：为蒺藜科植物蒺藜的干燥成熟果实。

（2）性味归经：辛、苦，微温。有小毒。归肝经。

（3）功效：平肝解郁，活血祛风，明目，止痒。

（4）主治：头痛眩晕、胸胁胀痛、乳闭乳痈、目赤翳障、风疹瘙痒。

（5）用法用量：内服——煎汤，6～9g；或入丸、散。外用——适量，煎水洗，或研末调敷。

（6）注意事项：血虚气弱及孕妇慎服。

（7）临床应用：蒺藜可用于各类型的高血压病，一般多见头痛、眩晕等症状。治疗肝阳上亢型高血压者，配天麻、钩藤；治疗痰湿型高血压者，配法半夏、石菖蒲；治疗瘀血阻络型高血压者，配丹参、地龙。治疗高血压病所致头痛者，配蔓荆子、苦丁茶；治疗高血压病所致眩晕者，配天麻、葛根。

第四节　高血压防治管理

绝大部分高血压可以预防，也可以控制，却难以治愈，因此，预防高血压的发生及治疗高血压患者是一项涉及全社会的系统工程。

一、高血压防治对策

高血压的防治对象不仅包括已经诊断的高血压患者，还应包括所有可能发生高血压的高危个体。其防治对策应该是可执行的、经济有效的，并且是可持续发展的。

（一）纳入地方医疗卫生服务政策中

可以将高血压的预防及治疗纳入地方医疗卫生服务政策中，对所服务范围的社区医生提供定期培训，对复杂或难治的高血压患者做好双向转诊。

（二）长期管理

高血压一旦发生，就需要终身管理。因为，有效的管理是预防严重的心脑血管疾病等并发症的关键，而基层医疗卫生服务部门是高血压防治的第一线，因此，必须担负起高血压检出、登记、治疗及长期系统管理的主要责任。

（三）建立专家咨询网络

有条件的地方应建立或加强统一的电子化的心脑血管疾病管理及专家咨询网络。通过心脑血管疾病的专家咨询网络可以为基层医护人员提供继续教育或为患者提供即时的指导意见和建议，从而提高高血压患者的管理水平。

二、高血压防治策略

高血压防治要采取面对全人群、高血压易患（高危）人群和高血压患者的综合防治策略。

（一）全人群策略

全人群的策略主要采用健康促进的理论，强调生活方式和健康教育。

1. **生活方式**　提倡健康生活方式，特别是强调减少钠盐的摄入和控制体质量，定期测量血压。

2. **健康教育**　发挥地方医疗卫生服务的功能，定期对社区全人群开展多种形式的高血压防治的宣传和教育。

（二）高血压易患人群策略

高危人群的干预主要强调早期发现和控制心血管疾病的危险因素，预防心血管疾病的发生。

1. **高血压易患人群的筛选**　高血压易患因素主要包括：①正常高值血压人群；②超重和肥胖；③酗酒；④高盐饮食；⑤糖尿病患者。

2. **高血压易患人群的防治策略**　定期健康体检，包括一般询问、体重、血压测量、尿常规，测定血糖、血脂、肾功能、心电图等指标；同时控制危险因素的水平。

（三）高血压患者的管理

高血压患者的管理应该包括高血压的早期诊断、早期治疗、规范管理和监测。

1. **高血压的早诊早治**　高血压患者的筛查有以下几个途径：①健康档案。档案的基本内容包括个人一般情况、家族史、现病史及生活方式等。②定期体检。体检发现高血压患者。③门诊就诊。常规门诊就诊的患者通过测量血压发现新的高血压患者。④其他途径的机会性筛查。如流行病调查等。⑤自测血压。自我测量血压可以及时发现血压是否升高。

2. **高血压的社区管理**　高血压的社区管理主要以随访为主，可采用多种方式同时进行，常用的方式有：患者到医院的诊所随访、定期到居民比较集中的社区站点随访、患者自我管理教育后的电话随访、对行动不便患者的入户随访以及对中青年高血压人群的网络随访。

第 7 章

高血压时间治疗学

时间治疗学是一门新兴的临床学科，是指根据疾病的时间特点，有目的地定时选择用药时间，使血浆和组织的药物浓度与已知疾病过程和症状的昼夜节律同步，以达到提高疗效和减少药物不良反应的目的。近 10 年来时间治疗学的研究在国外取得了突破性进展。我国在时间治疗学方面的研究，虽然可以追溯到远古时期，但却远远落后于国外，且主要集中在传统医学方面。近年来，时间治疗学在肿瘤、心血管等领域受到广泛关注，特别是在肿瘤的治疗和高血压的治疗，已成为时间治疗学研究的热点。

第一节 时间治疗学的基础及原理

机体内各种内分泌激素的合成及分泌呈 24 小时周期性节律波动。当这种节律发生障碍时即可导致疾病的发生，而患病时又可发生节律的障碍。因此，疾病的发生和症状的表现存在着节律现象。所以，在疾病的治疗上应考虑到机体的这种生理及病理的节律性。

一、时间治疗学的基础

时间治疗学是建立在时间生物学、时间病理学、时间药理学和临床治疗学等基础之上的交叉学科。

（一）时间生物学

自然界日月运行、气候寒暑变化均呈明显的周期性，生命活动也同样存在着周期性的变化。周期性振动即节律性是以时间和空间的形式展现。人的生命活动需要内源性的生物节律和大自然节律的相互协调，更需要节律的守时。由下丘脑视交叉上核为中心的"时钟结构"，被认为是调控机体生物节律运转的调控器——称为"生物钟"，但它受光照、时差、气温、射线、药物等因素的影响，而使生物节律发生改变，从而导致疾病的产生。

研究表明，人类在生存和发展过程中，各种生理功能诸如体温、心率、血压、摄氧量、激素分泌、尿液中钾和儿茶酚胺的排泄量等，在一天 24 小时内均有明显的规律性变化，这种现象被称为昼夜周期生理节律。正常生理状态下，人体 24 小时血压改变表现为一个"双峰一谷"曲线，即夜间血压水平较低，清晨觉醒后血压迅速增高，于 10：00－12：00 达到峰值；此后血压逐渐降低，但日间一直维持较高水平，夜间血压进一步下降，于凌晨 3：00－5：00 达到谷值。由于人体心率受心脏自主神经系统的调控，同样呈现 24 小时周期性节律变动，一般在凌晨 2：00－3：00 为低谷，觉醒后迅速上升，于上午 9：00－12：00 达到峰值。新近的研究发现，静息心率或夜间心率谷值与心血管事件发生率和死亡率呈独立的相关关系。

（二）时间病理学

疾病的发生发展和症状的表现有着明显的季节及昼夜的节律特点，已是不争的事实。如慢性支气管炎好发于冬季；消化性溃疡好发于春季；冠心病、高血压、中风的发作均以冬季为多；哮喘多在夜间加重。脑卒中、缺血性心脏病的发作多发生在早上起床前后的这一现象，已受到广泛的重视，临床研究认为，这一现象的发生，可能与清晨这一时区心率、血压陡升易致粥样斑块破裂和心率、血压乘积迅速上升并达峰值致心肌耗氧量增加有关。因此，这就要求我们对高血压患者进行降压治疗时，不仅要使固定测压时刻的血压下降，还必须控制夜间血压，尤其是清晨时刻的血压。在这一时区内给药以降低心率血压乘积，可明显减少清晨后心脑血管事件的发生率。

（三）时间药理学

药物依其投用时刻、作用部位的不同，在体内的吸收、分布、代谢及排泄存在时间的差异，其效果和不良反应均可有质和量的差异，并显示为 24 小时的周期性内因性节律。如抗血小板聚集的药，晚上服用的意义较白天服用更大；为了降低餐后高血糖的 α-葡萄糖苷酶抑制药应与第一口饭同时服用，方能达到减缓肠道内葡萄糖的吸收；夜间加重的哮喘被认为与夜间类细胞活动加强、肾上腺素水平较低、迷走神经张力增强等有关，因此，夜间用药不仅能增加疗效，还可减轻不良反应。肾上腺皮质激素用药后对自身激素分泌的抑制作用有明显的昼夜节律性，其作用强度依次是夜间用药＞午后用药＞午前用药，所以，清晨到午前用药可使不良反应减低到最低限度；而对小儿的抑制生长发育作用于 16：00 用药对体重抑制作用最小，而 8：00 用药作用最大；而在药物疗效方面，过敏性哮喘患者口服甲基强的松龙，在 15：00 给药者疗效最高，但此时不良反应也强；因此，选择最佳时间治疗方案时还应综合考虑最大药效及最低不良反应等。

二、时间治疗学的基本原理

时间治疗学是将投药的时间、剂量与疾病发生的昼夜节律有机地结合起来，在疾病发生的高危时区进行投药或增加药物的剂量及活性，达到提高疗效，减少药物的不良反应。在一天 24 小时中，药效有倍数之差，有疗效最大时刻及最小时刻——即峰值与谷值之分。如果我们将每日药物的总量分为若干等份，按早、午、晚每次投入等量的方法给药，势必会出现机体敏感性高时不良反应增加，机体敏感性低时药量不够，疗效过弱甚或没有疗效。因此，这就要求我们必须首先掌握疾病发生发作及其演变的时间生物学特征及发作的高危时段和高频时段，根据个体差异，制订最佳的给药时间，使给药时间尽量处于机体对药效敏感性较高，对毒性敏感性较低的时刻，才能有的放矢地实施治疗。

第二节　中医时间治疗学

人类生活在自然界中，受到自然界环境因素的影响，并因此而作出相应的反应。自然界日月运行、气候寒暑变化对人体脏腑的生理活动、经脉气血的运行均有直接或间接的影响，机体则相应地产生反应，属于生理范围内的即是生理性反应，否则为病理性反应，可导致疾病的发生。故《灵枢·岁露篇》曰："人与天地相参也，与日月相应也。"因此，中医学在治疗疾病时，讲究应根据"天人相应"的规律辨证论治去调整机体的失衡状态，顺应自然以求机体内外环境整体的统一性。

中医学早在《黄帝内经》时期，便提出了比较系统的时间生物学及时间治疗学思想，如《素问·宝命全形论》曰："人以天地之气生，四时之法成。"再如《灵枢·百病始生》论："毋逆天时，是谓至论"等，即是《黄帝内经》时间医学的基本核心，强调说明了治病当把握机体病理生理状况相应的天时因素，才能获得最佳的疗效。

一、中医之时间生物学

《灵枢·顺气一日分为四时》载："春生夏长，秋收冬藏，是气之常也，人亦应之。"高度概括了正常生命活动与天时变化的关系。人类生息于天地之间，日月之下，但是，天体在不停息地运动，日月有节律地变化，因此，天时对人类生命活动具有节律性的影响。然而，人类在漫长的生命活动进程中，逐步适应了自然界的多种不同的节律性变化；二者的协调统一，方是维持人体生命健康的重要条件之一。

自然界一年有春温、夏热、秋凉、冬寒四时气候的交替，生物因之而有春生、夏长、秋收、冬藏的变化规律；人体也毫不例外地随着季节之变化而适应之。如《灵枢·五癃体液别论》曰："天暑衣厚则腠理开，故汗出……天寒则腠理闭，气湿不行，水下留于膀胱，则为溺与气。"说明天气暑热时，机体皮肤松弛，毛孔开放，以出汗散热的方式保持体内外环境的稳定；而气候寒冷时，机体为了保温，皮肤致密而少汗多尿。同样，人体的脉象也有四时相应的变化，表现为：春玄、夏浩、秋浮、冬沉，即《素问·脉要精微论》曰："春日浮，如鱼之游在波；夏日在肤，泛泛乎万物有余；秋日下肤，蛰虫将去；冬日在骨，蛰虫固密。"

在日升日落，昼夜晨昏的阴阳交替中，人体同样作出相应的反应。中医学认为，"昼为阳，夜为阴"，如《素问·生气通天论》曰："故阳气者，一日而主外，平旦人气生，日中而阳气隆，日夕而阳气已虚，气门乃闭。"强调白天阳气盛，故机体的生理功能也以兴奋为主；黑夜阴盛，机体的生理功能则以抑制为主；反映了人体在昼夜阴阳的自然变化过程中，生理活动的适应性变化。与现代医学的神经系统周期性变化不谋而合，即白天交感神经活性占优势，夜间则副交感神经活性为主。因此，《黄帝内经》认为，昼夜的变化对疾病也有一定的影响。临床上我们常常看到，大多数疾病白天病情较轻，夜晚较重，如心力衰竭、支气管哮喘等。故《灵枢·顺气一日分为四时》曰："夫百病者，多以旦慧昼安，夕加夜甚。朝则人气始生，病气衰，故旦慧；日中人气长，长则胜邪，故安；夕则人气始衰，邪气始生，故加；夜半人气入脏，邪气独居于身，故甚也。"

《内经·厥论》曰"春夏则阳气多而阴气少，秋冬则阴气胜而阳气衰。"提示人体对于自然界气候的周期性变化所作出的应答反应。因此，临床上常可发生一些季节性多发病等。又《素问·金匮真言论》指出："春善病鼽衄，仲夏善病胸胁，长夏善病洞泄寒中，秋善病风疟，冬善病痹厥。"说明了季节不同，发病也常不同的特点。如高血压病、冠心病、脑卒中、慢性支气管疾患、慢性肾脏疾病等好发于冬季，消化性溃疡病好发于春季，风湿痹症等多见于冬春季；疮痈肿毒等则夏季多发。

二、中医之时间治疗学

"人与天地相应",人体的生理活动和病理变化,是随着四时气候的变化而相应改变。但人与自然界之间存在着既对立又统一的关系。所以,因时、因地、因人制宜是中医治疗学的重要原则之一,故《素问·五常政大论》曰:"必先岁气,无伐天和。"也因此在疾病的辨证论治中,有"同病异治,异病同治"的处理方法。

中医时间医学认为,人体疾病的发生、发展和防治与人的生命所表现出的节律性变化密切相关,换句话说,治病的目的无非是纠正机体紊乱的节律。一天之中,人体的阴阳消长,气机升降,气血运行和脏腑功能的变化都有一定的规律性。因此,在正确辨证论治的基础上,通过择时服药,顺应人体的生理节律,可以提高药物的疗效,降低药物的不良反应,故《灵枢·卫气行》曰:"谨候其时,病可与期。失其反候者,百病不治。"清代医家徐灵胎也指出:"早暮不合其时,不惟无益,反能有害。"现代医学研究也已证实时间因素与疾病的治疗有密切的关系,如肾上腺皮质激素的分泌表现为早晨升高,下午减少,深夜停止的昼夜节律变化,采用上午7:00—8:00一天1次顿服的服药方式,势必效果最好,不良反应最少;若是按习惯分量定时给药的方法,则可能导致肾上腺皮质功能的减退。

所以说,中医时间治疗学是在应用中医的阴阳学说,结合人体的气机升降和营卫运行,兼顾药物的升降浮沉及扶正抑或驱邪作用的前提下,进行择时服药的方法。中医学认为,上午人体之气升浮于外,午后开始则逐渐下降,因而发汗解表之药宜午前服,泻下药宜午后服用。根据人体阴阳消长之规律,即昼为阳,上午为阳中之阳,下午为阳中之阴;夜为阴,前半夜为阴中之阴,后半夜为阴中之阳,故大凡扶正之温阳补气药宜午前服用,滋阴养血之品宜入夜服。另外,中医学在因时制宜治疗的同时,还强调因地因人制宜的原则。不同地区,由于地理特点、气候条件及生活习惯的不同,其人的生理活动和病变特点也不尽相同,所以治疗用药也不同。如西北方气候寒冷,其病多外寒而里热,治疗应散其外寒而凉其内热;东南方天气温热,阳气外泄,故生内寒,治应收敛其外泄的阳气而温其内寒。即《素问·五常政大论》曰:"西北之气,散而寒之,东南之气,收而温之。所谓同病异治也。"不同年龄,不同性别,其生理特点和气血盈亏均不相同,治疗用药也应有区别。老年人生机减退,气血亏虚,患病多虚证或虚实夹杂,治疗虚证宜补,而兼有实邪时攻邪则应慎重,药量也应较青壮年少;小儿生机旺盛,气血未充,脏腑娇嫩,病情变化快,故忌投峻攻,少用补益。中医学还认为,人的体质有强弱与寒热之偏,阴阳盛衰之别,所以治疗时用药也常不相同。此因人制宜的治疗原则与现代医学提倡的个体化治疗原则有异曲同工之妙。

第三节　高血压与时间治疗学

众所周知，人体的血压在一天 24 小时内的不同时段呈规律性变化，夜间血压低于白昼。大多数高血压患者与正常人一样具有血压的"节律性"变化，但其血压均值水平高于非高血压者，因此，对于高血压患者必须 24 小时全程稳定控制血压。针对血压的节律性特点提出 24 小时全程控制血压的方法，称为"高血压的时间治疗学"。

一、高血压病血压生物学节律与靶器官损害

（一）人体血压的时间生物学特征

研究表明，人体的血压具有明显的生物学变化规律，即以 24 小时为周期反复发生昼夜节律性变化，一般日间血压高于夜间血压。血压的节律变化主要表现在以下几方面。

1. **季节上的差异性**　24 小时动态血压（ABPM）研究显示，多数高血压病患者血压在夏天低于其他季节，且对降压药物的反应也较好，甚至可以减少降压药物的用药剂量；而秋冬季尤其是冬季则刚好相反，血压偏高，往往需要联合多种降压药物才能使血压达标。这可能与夏季气候炎热，温度较高，外周血管扩张，而冬季气候严寒，外周血管收缩有关。

2. **血压的晨峰现象**　我们知道，清晨醒后的 4～6 个小时内血压显著上升至一天的峰值。导致这种血压"晨峰现象"的原因与血压受多种神经体液因子的调控无不相关。研究显示，交感神经系统的活性、血浆肾素、血管紧张素 II、醛固酮水平也呈节律性变化，且表现为其活性在清晨明显升高。

3. **血压的昼夜节律性**　生理状态下，人体血压 24 小时的变化模式为双峰一谷（多数人）或一峰一谷（少数人）的昼高夜低形态。即夜间睡眠时的血压水平比白昼低 10%～20%，午夜 2：00－3：00 时血压降至一日内的最低谷值，此后缓慢而平稳的逐渐上升，于凌晨 6：00 时许血压快速而急剧升高，上午 8：00－10：00 达到第一峰值，此后血压逐渐下降（日间一直维持较高水平），于下午 16：00 时血压又逐渐上升，至 18：00 时左右达到第二个峰值（其幅度低于第一个峰值），随后又缓慢下降，夜间血压进一步下降。按夜间血压下降率可分为杓形（dipper，夜间血压下降率>10%）和非杓形（non-dipper，夜间血压下降率<10%），自从 1988 年

O'Brien 首先报道了血压昼夜节律的分类，多年的研究表明，非杓形节律对高血压的预后有不良影响，而非杓形血压昼夜节律在健康人群并不多见，但在高血压患者中明显增多。因而，在降压治疗的同时应纠正非杓形节律使之成为杓形节律。近年又有学者提出另一新类型—超杓形，指部分人群夜间血压过度下降＞20％。血压波动的类型可见图 7-1。

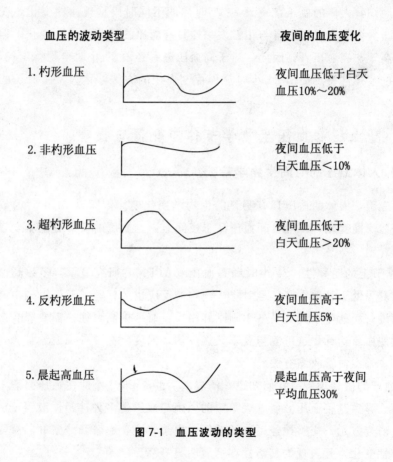

血压的波动类型		夜间的血压变化
1. 杓形血压		夜间血压低于白天血压10%～20%
2. 非杓形血压		夜间血压低于白天血压＜10%
3. 超杓形血压		夜间血压低于白天血压＞20%
4. 反杓形血压		夜间血压高于白天血压5%
5. 晨起高血压		晨起血压高于夜间平均血压30%

图 7-1　血压波动的类型

（二）不良血压生物学节律与靶器官的损害

多变量分析表明，靶器官损害的发生及程度与 24 小时平均血压水平、血压变异性、血压形态（昼夜节律）等有密切关系。近年研究发现，非杓形患者更易发生心、脑、肾等靶器官损害，尤其易发左心室肥厚和脑卒中，且脑卒中后神经功能缺损更为严重；超杓形高血压则夜间缺血性脑卒中的发生率增加。血压变异性大者较变异性小者更容易发生靶器官的损害，且程度亦较严重。

目前肯定地认为 24 小时血压水平与左心室肥厚相关，尤其是夜间血压水平与左心室肥厚的关系更明显；同一血压水平，非杓形血压比杓形血压对左心室肥厚的不良影响更大。即使 24 小时 ABPM 所测均值在正常范围（＜130/80mmHg），但收缩压及舒张压的夜间/白昼比值每升 5％，心脑血管的危险性升高 20％，即夜间血压明显升高，昼夜节律减弱或消失，甚至昼夜节律倒置呈反杓形者预后不良，是独立于动态血压检测水平的心脑血管事件强预测因素。超杓形预示非致死性缺血性脑卒中和无症状性心肌缺血的危险性明显增加。

与血压的晨峰现象相一致，多项临床研究及流行病学资料发现，心肌梗死、心源性猝死、恶性室性心律失常、脑卒中等致死性心脑血管事件的发生同样表现出明显的生物节律性，于清晨醒后 6：00 至中午为高发时段。这与清晨醒后血中儿茶酚胺、肾素、血管紧张素Ⅱ及醛固酮迅速升高，导致血压快速升高、心率加快、血管收缩、软斑块易破裂及此时的血小板聚集率增高有关。因此，针对血压的时间生物学特征可以发现，高血压病患者存在清晨发生心脑血管事件的高危险性；血压变异性大、非正常杓形高血压患者的靶器官受损更严重。

二、高血压的时间治疗学

时间治疗学是一个较新的治疗概念。高血压的时间治疗学就是选择适合的药物及给药时间，使降压药物的作用效应与高血压发生的节律相一致，并能 24 小时平稳持续地控制血压，恢复正常血压模式的杓形曲线，降低血压的变异性，安度清晨危险，从而减轻靶器官损害，避免心脑血管事件的发生。

（一）应用时间治疗学降压的目的

对于高血压而言，降压治疗的目的至少应该是降低昼夜整体血压水平，有效控制清晨时刻血压的骤升和维持夜间血压的适度下降。但要达到此目的，除了要充分考虑血压的生物学节律特征，还应考虑药物作用的强度、机体对药物的敏感性以及药代动力学（药动学）的昼夜节律现象。动物实验和临床研究均已证实，药物的药动力学及其疗效在一天的 24 小时内不是连续的，药物随给予的时刻不同，在体内的吸收、分布、代谢、排泄也存在着差异，其疗效有倍数的差异。

时间生物学认为，人体多种生理功能及行为模式等都存在着以 24 小时为周期的昼夜节律性变化，而机体的生理功能决定和影响着药动力学的多个阶段，所以说，药物的疗效强度同样也存在着昼夜节律性，24 小时内既有疗效最大时刻，也有疗效最小时段。

时间药理学已经证明，根据人体的生物节律，合理选择投药时间，有助于提高药物疗效，降低药物的不良反应。因此，在进行降压治疗时，既要选择具有 24 小时平稳持久降压作用的药物，又要根据患者个体差异、药物的药动力学及时间药理学特征，有针对性地制订出最佳的给药时间与机体代谢过程的昼夜节律相适应，使给药时间尽量处于机体对药物治疗作用时辰敏感性较高，对毒性敏感性较低的时刻，利用时间因素，将药物疗效和毒性进一步分离，达到同一剂量的最大疗效和最小不良反应。

（二）选择适合的药物及用药时间

降压药物的作用受到多种因素的影响，包括药物本身代谢的昼夜节律，胃肠动力学因素，如胃肠 pH 值、胃肠蠕动、胃排空时间、十二指肠、肾脏、肝脏等药物代谢器官的血流情况等，这些因素均有昼夜变化规律。因此，在服用降压药物时，选择合适的服药时间尤其重要。同时还应考虑有无伴随疾病的发生、血压的曲线形态以及生活方式和饮食结构对血压的影响等。

1. **改善生活方式和饮食结构**　有研究发现，高血压、脂质代谢紊乱、肥胖等心血管系统的诸多危险因素均与不良的生活方式密切相关。Tamura 等的研究也认为，睡眠—觉醒时相和休息—运动时相可明显影响人的一些生理参数的昼夜节律变化。因此，坚持健康的有规律性节奏的生活方式，对预防和控制心脑血管疾病至关重要，有利于高血压病患者恢复正常的血压模式。另有报道，盐敏感性患者通过限盐饮食，能使非杓形血压恢复至杓形血压。在人群中平均体重下降 5～10 千克，收缩压可下降 5～20mmHg。

2. **有无伴随疾病的存在**　随着高血压病程的进展，可导致心、脑、肾、血管等靶器官和系统的损害而发生病变。高血压病程愈长，血压愈高，靶器官受损的可能性愈大，产生的并发症愈严重。在我国，脑卒中是高血压病最常见的并发症，其次是与高血压相关的心脏损害，再次是肾脏损害，糖尿病也是高血压病常见的合并症之一，主动脉夹层虽少见却非常严重。因此，我们在选用降压药物时，既要考虑其降压本身的效应，还应考虑降压药物对伴随疾病的针对性治疗作用。

（1）脑卒中：高血压是脑卒中最重要的危险因素，60% 以上的脑卒中与高血压有直接关系。高血压合并缺血性脑卒中，首选血管紧张素转化酶抑制药（ACEI）或血管紧张素Ⅱ受体拮抗药（ARB）加利尿药；高血压合并出血性脑卒中则首选钙拮抗药和 ACEI。PROGRESS 试验证实，卒中后的高血压选用 ACEI 及噻嗪类利尿药可降低心脑血管事件。

（2）左心室肥厚：高血压伴左心室肥厚宜首选能阻止或逆转左心室肥厚的药物，如 ACEI 或 ARB，联合用药如钙拮抗药，吲达帕胺等。高血压合并稳定型心绞痛首选 β 受体阻滞药和钙拮抗药；合并急性冠状动脉综合征时应首选 β 受体阻滞药和 ACEI。高血压并发急性左心室衰竭首选硝普钠；合并慢性心力衰竭时，应小剂量利尿药与 ACEI 合用。高血压合并快速性心率失常时，首选异搏定或 β 受体阻滞药，但禁二者合用；合并缓慢性心律失常时，应选用不影响窦房结和房室结功能，而又增加心率的降压药，首选钙拮抗药和硝酸酯类。

（3）肾功能不全：高血压合并轻度肾功能不全，宜首选 ACEI 或 ARB 及利尿药；对中度肾功能不全者（血肌酐<3.0mg）可酌情选用。同时加用钙拮抗药。

（4）糖尿病：高血压合并糖尿病首先考虑使用 ACEI 或 ARB，对肾脏有保护作用，且有改善糖、脂代谢的益处；当需要联合用药时，应以 ACEI 或 ARB 为基础。亦可应用利尿药、β 受体阻滞药或二氢吡啶类 CCB。利尿药和 β 受体阻滞药宜小剂量使用，糖尿病合并高尿酸血症的患者，慎用利尿药；反复低血糖发作者，慎用 β 受体阻滞药，以免掩盖低血糖症状。有前列腺肥大且血压控制不佳的患者可使用 α 受体阻滞药。

3. 根据血压形态选择用药时间　研究发现，高血压患者靶器官的损害及程度不仅与昼夜血压水平有关，还与血压的昼夜分布特征及清晨觉醒后血压的骤升密切相关。而且，夜间平均血压下降的幅度不足 10% 或超过 20% 时，心脑肾靶器官受损的机会及严重程度则明显增加。因此，高血压病的治疗既要降低血压的整体水平，同时还要纠正其异常的昼夜节律，抑制晨峰血压的陡升。大多数高血压患者的血压在上午 9：00—11：00 为一天的最高值，夜间则下降到一天的最低值，故一般的高血压患者要在白天服药，并且上午尤其是晨起服药量应偏大。每日 1 次服用的降压药物，晨起后服用降压效果最好。但对于非杓形高血压患者，除清晨服用降压药物控制晨峰血压外，主张晚上加服 1 次降压药，或将一天的多种降压药早、晚分开服用。而对于极度非杓形高血压患者，主张长效制剂晚上一次顿服，必要时可加用一种短效制剂，以增强夜间的降压效果。若患者为杓形，夜间服用降压药物，会使高血压患者的夜间血压进一步降低，例如，老年高血压患者若为杓形，而又嘱其睡前服用短效降压药物，则会增加夜间脑血栓形成的发生率。

4. 根据药物在体内的有效时间选择用药时间　选择合适的时间服用某些药物，不仅能提高药物的疗效，还会降低药物的不良反应。研究表明，不同的降压药物服用的时间不同对血压的影响也不尽相同。

（1）钙离子拮抗药：二氢吡啶类拮抗药（CCB）西尼地平对白天和夜间血压的影响似乎与服药时间无关，早晨和睡前服用能同样降低白天和夜间血压。夜间服用持续释放型地尔硫䓬，能有效控制 24 小时血压均值，但使昼夜血压比值降低，使血压模式向非杓形转化。早晨 6：00 服用尼群地平比 8：00 服用，能更有效地降低血压；但夜间服用对夜间血压均值作用更明显，能升高昼夜血压比值。依拉地平能更有效地降低非杓形慢性肾衰竭患者 24 小时血压均值，并能恢复正常杓形血压模式。早晨就餐时服用硝苯地平的降压效果大，不良反应少。

（2）血管紧张素转化酶抑制药：大部分血管紧张素转化酶抑制药（ACEI），如群多普利、卡托普利/氢氯噻嗪复合制剂、依那普利、奎那普利、雷米普利、螺普利等，在傍晚服用对睡眠血压影响明显，使非杓形血压趋于正常。但咪达普利在早晨或傍晚用药对降低白天和夜间血压均值无明显差异。

（3）血管紧张素 II 受体拮抗药：早上服用血管紧张素 II 受体拮抗药（ARB）缬沙坦使昼夜血压比值下降 7%，而睡前服药可使昼夜血压比值升高 6%。

（4）β受体阻断药：由于β受体阻断药抑制交感神经兴奋性，故其主要降低白天血压，对夜间血压作用较弱，可导致昼夜血压比值降低。例如，即使睡前服用奈比洛尔，其对白天血压的影响仍强于夜间，但早上服用奈比洛尔可降低昼夜血压比值，而睡前服用对昼夜血压比值无影响。

（5）α受体阻断药：早晨服用多沙唑嗪不能降低全天收缩压/舒张压；而夜间服用则可覆盖全天血压，并能缓解晨冲现象。

（6）襻利尿药：睡前服用托拉塞米的降压作用可覆盖 24 小时，且其降低效果强于早上服药，可使 61% 的高血压患者血压得到控制；而早上服用仅能维持 15 小时，只能使 23% 的高血压患者血压得到控制。但睡前服药却使昼夜血压比值减低。

（三）降压药物应符合"时间治疗学"

高血压的时间治疗学是以 24 小时平稳持续控制血压，降低晨峰血压和血压的变异性，恢复正常模式的杓形曲线，有效保护靶器官的功能为目的。因此，理想的降压药物应该是符合"时间治疗学"原理的日服 1 次即可 24 小时平稳降低血压的长效制剂。

1. **评价药物"时间治疗学"的客观指标——谷峰比值** 迄今为止已开发出的降压药物有上百种，其中不乏注册为日服 1 次的长效制剂，但实际上并不是各种降压药物都能发挥 24 小时的降压作用和控制清晨血压，有些降压药物是通过增加剂量来获得 24 小时的降压效果，这无疑增加了药物相关的不良反应，有的可使患者的夜间血压过度下降，导致缺血性心脑血管事件的发生。因此，美国食品与药品管理局（FDA）推荐采用谷/峰比值（T/P）作为评价药物疗效的指标，规定每日服用 1 次的长效降压药物谷/峰比值应＞50%。谷/峰比值——即药物疗效最小时的血压下降值与疗效最大时的血压下降值的比值，以百分比来表示。

药物的谷/峰比值高表明其能发挥 24 小时的平稳降压疗效，在一定范围内，降压 T/P 愈高表示降压作用愈稳定平和，且在此后的一段时间内仍有降压效应。所以说谷峰比值是评价药物降压的平稳性和持续性的客观指标。

2. 24小时动态血压监测在"时间治疗学"中的应用 24小时动态血压监测（ABPM）是一种可靠的无创性血压监测手段。因其能正确反映24小时血压节律性变化及血压的变异性，所记录的血压值可重复性高，无明显安慰药效应，可排除白大衣效应对血压的影响，并较能准确地反映降压药物的谷/峰比值，客观准确地判断疾病的预后。因此，近年来ABPM被广泛应用于高血压的诊断和治疗。

ABPM是目前唯一能提供夜间睡眠时血压的检测方法，便于全面掌握高血压患者的血压模式。分析是杓形曲线还是非杓形曲线，有利于针对性治疗，调整用药。因此，ABPM可以客观地评价日服1次的长效抗高血压药物是否达到"时间治疗学"的目标，即24小时血压能否获得平稳持续的控制，晨峰血压能否相应地降低，血压节律能否恢复正常。利用ABPM测定药物的谷/峰比值是评价药物的降压疗效的客观指标之一，临床实践表明，ABPM的应用为高血压的时间治疗学提供了重要的临床应用价值。

总之，高血压的时间治疗学旨在指导临床选择合适的药物及投药的时间。使高血压患者的血压能24小时平稳降低，恢复血压的正常模式，降低其变异性，有效保护靶器官，减少心脑血管事件的发生。

第 8 章

顽固性高血压的诊断与治疗

在临床上经过合理的用药治疗、大多数高血压患者的血压均能有效地控制在目标水平，但有少数患者即使接受了合理的足剂量的联合药物治疗，血压仍然难以有效控制。临床上称为难治性高血压（或顽固性高血压）。

第一节　顽固性高血压的定义及原因

一、顽固性高血压的定义

所谓顽固性高血压，是指高血压患者在经过改善生活方式和包括一种利尿药在内的、足够剂量而适宜的至少 3 种降压药物治疗的措施，血压仍不能降至 140/90mmHg（1mmHg＝0.133kPa）以下者或单纯收缩期高血压不能使收缩压降至 140mmHg 以下者，或至少需要 4 种药物才能使血压达标时；或 24 小时动态血压的日间平均血压≥128/83mmHg，或 24 小时平均血压≥125/80mmHg。

众所周知，影响降血压药物疗效的原因很多。有些人未必是真正的顽固性高血压，而是存在一定的造成血压持续升高的人为因素，如"白大衣效应"等。如果不适当的增加降压药物的品种或剂量，不但会造成过度降压而致不适，同时也增加了患者的经济负担。因此，在诊断顽固性高血压之前应排除下列因素。

（一）白大衣效应

患者虽然接受了 3 种或以上的包括利尿药在内的降压药物治疗后，诊室或医院测血压仍然居高不下，但患者回家后自测血压均为目标水平。可以通过 24 小时动态血压监测加以排除。

（二）老年人假性高血压

老年人如有严重的肱动脉硬化会使测血压时读数过高，因此，如果老年人虽然血压明显升高而无靶器官损害，或降压治疗后无明显的血压下降但出现明显的头晕、乏力等低血压症状者，应怀疑有无假性高血压的可能。可进行动脉弹性功能的检测。

（三）血压测量方法不准确

过度肥胖或上臂粗大者袖带长度不够或袖带置于毛衣外等，均可影响所测血压的准确性。

二、顽固性高血压发生的原因

高血压未得到有效控制者，发生脑卒中、心肌梗死、心力衰竭及肾功能不全的危险性明显增加，因此，在排除了上述因素以后，首先要寻找导致顽固性高血压的原因，以便针对具体原因进行有效治疗。常见的主要原因有以下几个方面。

（一）生活方式改善不理想

有的高血压患者在降压治疗的同时，仍然大量吸烟和（或）过度饮酒、体重增加等。这些均可影响降压药物的疗效。吸烟不仅使血压升高和心率加快，同时还使血压节律性减弱，大量吸烟（尼古丁）降低 β 受体阻滞药的疗效。酒的摄入量可进一步增强钠促钙排泄的作用，导致低钙高钠血症，而致血压的升高，饮酒对抗可乐定的降压作用。另外，饮浓咖啡可对抗抑交感降压药物的作用。

（二）容量负荷过重

血容量负荷过重是影响降压药物疗效最常见的原因。常常与利尿药应用不当和（或）饮食中钠盐摄入过多有关。利尿药应用不充分或不用利尿药，可影响降压疗效。也有极少数高血压患者由于长期过量的利尿药治疗，导致低血钾，血浆肾素活性及儿茶酚胺分泌增加而致血压居高不下。另外，肥胖、糖尿病肾损害、肾功能不全时通常存在血容量超负荷。

（三）肥胖

随着社会的发展，肥胖患病率呈逐步上升趋势，而肥胖与高血压密切相关，肥胖人群中约 50％有高血压病。Franminghanm 研究发现，60％～70％的高血压患者有肥胖，并随着年龄的增加而明显。肥胖者较非肥胖者更容易患高血压，20－30岁的肥胖者，高血压的发生率要比同年龄而体重正常者多 1 倍；40－50 岁的肥胖者，血压的发生率要比非肥胖者高 3 倍。血压与体重、腰围相关性成正比上升，且肥胖程度与高血压的发生也密切相关，体重越重，患高血压的危险性也就越大。肥胖使高血压变得顽固而难治，原因主要是胰岛素抵抗，新近的一组观察资料分析显示，导致血压顽固不降的原因中，胰岛素抵抗占 70％。肥胖者血液中的胰岛素水平常高于非肥胖者。另外，与正常体重的高血压患者相比，肥胖高血压患者容易合并脂质代谢的异常和糖尿病，因此，动脉硬化的发生危险明显增加，导致血压进一步升高，这些均使高血压变得顽固而难治。

（四）胰岛素抵抗

伴有肥胖和糖尿病的高血压患者易发生顽固性高血压，除了容量负荷过重外，一个主要的原因是胰岛素抵抗。晚近的动物实验和临床研究表明，胰岛素抵抗独立于年龄、性别、体重指数、葡萄糖耐量异常、血脂水平等因素，而与原发性高血压密切相关。胰岛素抵抗导致或加重高血压可能与下列机制有关。

1. **交感神经系统活性增加** 高胰岛素血症可使交感神经系统活性增加，后者可促进肾小管的重吸收、心排血量增加、外周血管阻力的增加、平滑肌细胞增生及迁移，从而使血压持续升高。

2. **对肾素-血管紧张素系统的影响** 高胰岛素血症可增加血管紧张素 Ⅱ 刺激的醛固酮产生，并增加血管对血管紧张素 Ⅱ 的升压反应，而使血压升高。

3. **血管内皮功能紊乱** 研究认为，胰岛素抵抗通过高血胰岛素的直接作用和（或）因此引起代谢异常的间接作用而损伤血管，使内皮素的合成与分泌增加；而内皮素是目前公认的体内最强的缩血管物质。临床研究还发现，胰岛素抵抗的患者一氧化氮合成受损，导致血管内皮功能紊乱，致使胰岛素诱导的内皮依赖的血管扩张作用减弱。

4. **对细胞膜阳离子转运的影响** 胰岛素抵抗影响 Na^+-H^+ 交换，导致细胞内碱性化，使细胞对生长因子的敏感性增加，从而促进了血管平滑肌细胞的增生及迁移。另外，胰岛素抵抗使 Ca^{2+}-ATP 酶活性和 Na^+-K^+-ATP 酶活性降低，导致细胞内 Ca^{2+} 浓度增加，使血管平滑肌张力增加，血管阻力增大，进而使血压升高。

5. **增加肾小管对钠的重吸收** 胰岛素抵抗时可促进肾小管对 Na^+ 的重吸收，引起体内水钠的潴留，循环血容量增加，从而导致血压的上升。

6. **其他** 晚近的研究认为，胰岛素抵抗时胰岛素抑制游离脂肪酸（FFA）浓度的作用下降，使高密度脂蛋白（HDL）浓度下降和低密度脂蛋白（LDL）浓度增加。另有资料表明，胰岛素抵抗时可刺激胰岛素样生长因子（IGF）的合成及分泌；而且，由于胰岛素与 IGF 在结构上有类似之处，胰岛素抵抗时过量的胰岛素与 IGF 受体结合，可促进血管平滑肌细胞增生，使血管阻力增加，导致血压居高不下。

（五）降压药物应用不当

顽固性高血压中有相当一部分患者的原因是使用不合适的降压药物或不合理的治疗方案，比如下面几种情况。

1. 采用的降压药物谷/峰比值<50％，且每天 1 次服药，致使药物的有效浓度不能维持 24 小时。

2. 由于担心不良作用，使用的降压药物剂量不足。

3. 服用了有明显不良作用的降压药，导致不依从治疗。

4. 利尿药使用不当或不使用。

5. 不适宜的联合用药。

（六）应用具有升压作用的药物

降压治疗的同时，服用了干扰降压药作用的药物是造成高血压患者血压难以控制的一个较隐蔽的原因。如以下几类。

1. **非甾体类抗炎药（NSAIDs）**　非甾体类抗炎药可引起水钠潴留，而干扰除钙拮抗药以外的其他所有抗高血压药物的疗效。从 20 世纪 60 年代的消炎痛到 80 年代以后问世的选择性与非选择性环氧合酶 COX（PGE 类限速酶）药物，均可影响钠利尿并引起扩容，抑制肾脏内扩血管的前列腺素，因而对抗利尿药、ACEI（尤其卡托普利）及 β 受体阻滞药的降压作用，且对抗作用随着服用剂量的增加而加强。

2. **拟交感神经类药物**　拟交感神经类药物具有激动 α 肾上腺素能活性的作用，如某些能减轻鼻充血的滴鼻药及抑制食欲的减肥药等。

3. **糖皮质激素**　长期服用较大剂量糖皮质激素可使水钠潴留，降低利尿药及其他降压药的降压作用，导致血压顽固而难以下降。

4. **其他**　治疗肾性贫血的促红细胞生成素、口服避孕药、肾移植后所服的环孢素、抗抑郁药及中药甘草等，均可引起顽固性血压升高。

（七）存在其他的危险因素

有相当一部分高血压患者在血压升高的同时，存在高脂血症、高尿酸血症等危险因素。如果临床仅进行降压治疗，而对这些加重高血压的因素不予干预，势必影响降压药的疗效。高血脂可导致和加重动脉粥样硬化。而高尿酸血症时尿酸盐容易呈结晶析出沉积于动脉壁，损伤动脉内膜，诱发炎症反应，导致和加重动脉粥样硬化。

（八）未察觉的继发原因或继发性高血压的原发疾病未得到有效控制

有些高血压患者合并有其他危险因素，因检查选择不合理被忽视而未进行干预治疗；或继发性高血压由于原发疾病的症状不典型，而未能及时诊断，以致不能针对病因进行治疗，以上这些均可影响高血压的控制。大家知道，高血压患者合并显性糖尿病者较多，约10%，因此，临床对空腹血糖的检测已成为高血压患者的常规检查项目，但是大家往往容易忽略了"单纯性糖耐量异常"的隐性糖尿病患者。近年来，内分泌专家已明确提出，空腹血糖＞5.6mmol/L者，应进行糖耐量试验。国外研究已证明，胰岛素抵抗在高血压早期或血压持续升高之前就已存在，还应注意的是，隐性甲状腺功能减退在老年高血压患者中日趋多见。另外，长期高血压容易导致肾脏损害和肾功能不全，而肾脏损害和肾功能不全本身又是顽固性高血压的重要原因之一。

在顽固性高血压人群中约10%为继发性高血压，常见的病因有肾实质性疾病、肾脏大小血管病变、盐皮质激素过多（原发性醛固酮增多症）、糖皮质激素过多（库欣综合征）、嗜铬细胞瘤等。有资料显示，顽固性高血压中约5%为原发性醛固酮增多症，而原发性醛固酮增多症中有30%为顽固性高血压。原发性醛固酮增多症包括肾上腺球状束腺瘤及增生。随着诊断技术的提高如肾上腺静脉取血等方法的开展，越来越多的增生型原发性醛固酮增多症被诊断，特发性增生与腺瘤之比已日趋上升到约5：1。在早期为低肾素高容量类型的病理生理改变以后，由于"逃逸"现象许多原发性醛固酮增多症有正常甚至低血容量，而且血压和容量不相关，相反容量与总周围阻力（TPR）之间明显负相关。

（九）睡眠呼吸暂停综合征（SAS）

睡眠呼吸暂停综合征可导致和加重高血压，不仅影响绝对的血压水平，尤其改变了正常的血压昼夜节律变化，增加了致死性或非致死性心脑血管事件的危险性。流行病学资料显示，在肯定的SAS患者中50%～60%患有高血压，而在高血压的患者中约30%存在SAS。由于肥胖是SAS的一个重要易患因素，80%～90%的SAS患者为肥胖者。因此，临床上对于顽固性高血压的肥胖患者更应警惕SAS的可能。

（十）神经元性高血压

近几年发现在原发性高血压和延髓腹侧根部的神经血管压迫（Neurovascular

compression，NVC）之间可能有因果关系。由于延髓腹侧是调节交感和心血管活性的重要中枢，当存在压迫时引起中枢交感神经外流增加。在对一组 33 例高血压患者经 MRI 二维成像或立体成像切面检查，分出有 NVC（$n=21$）及无 NVC（$n=12$）两组，测定其肌肉交感活性、冷压实验及正常变异性等，发现静态肌肉交感神经活性有 NVC 组比无 NVC 组高 2 倍，冷压实验时有 NVC 组同样也比无 NVC 组增加。证实高血压患者延髓腹侧根部有 NVC 者常伴中枢交感输出增加。另一组 32 例严重顽固性高血压患者中，MRI 检查发现 24 例（75％）有 NVC，提示当高血压病患者出现病因不明的顽固性高血压时应考虑 NVC。至于神经血管异常与高血压之间的病理生理作用机制尚需进一步研究。

第二节　顽固性高血压的中西医结合研究

中医学文献中既无"高血压病"这一名词，更无"顽固性高血压"的记载，但并不表明中医学对"顽固性高血压"毫无认识。"顽固性高血压"这一西医学名词是西医学专家们，根据降压治疗效果并结合相关临床因素定义的临床现象，而中医学专家们更注重从患者脏腑阴阳气血的平衡方面来认识疾病及其转归。

一、顽固性高血压中医证型特点

中医学认为，血压的异常升高，主要是由于情志失调、饮食不节、劳逸过度、禀赋不足与体质偏盛偏衰等因素，导致人体机体气血阴阳平衡失调所致；以肝肾阴虚、气血不足为本，风、火、痰、瘀为标。根据一般的发病规律，高血压早期多以肝阳上亢为主，如果血压控制不理想，肝阳上亢日久，暗耗阴液，以致逐渐变为阴虚阳亢，一方面水少而火炽，变生风、火、痰、瘀等复杂症候；另一方面旷日持久之阴损及阳而呈阴阳两虚。

目前临床上有关顽固性高血压的中医药研究鲜有报道。我们对 103 例临床确诊为顽固性高血压患者的资料按肝火亢盛、阴虚阳亢、痰湿壅盛和阴阳两虚 4 个证型进行了统计学分析。103 例患者中痰湿壅盛型为 47 例（45.6％）、阴虚阳亢型为 36 例（35.0％），肝火亢盛型占 12 例（11.7％），符合中医"无虚不作眩""无痰不作眩"的观点。国内郑峰也报道高血压病 Ⅱ 期内部构成以阴虚阳亢证和痰湿壅盛证为多；贺燕勤通过对原发性高血压患者与健康者的对比研究发现，存在明显胰岛素抵抗的原发性高血压，尤以痰湿壅盛型和阴虚阳亢型为著。同时，还发现 63 例男性患者中痰湿壅盛型占 34 例（54.0%），40 例女性患者中阴虚阳亢型占 19 例（47.5%），可能与性格、饮食偏嗜、生活喜好等有关，如男性较女性多烟酒及肥甘厚味饮食。酒为湿热之最，烟为火热之最，嗜好烟酒、嗜食肥甘，伤脾聚湿，导致脾失健运，痰湿内生，蕴久化热，痰热上扰，导致血压升高。

二、顽固性高血压中医证型与 *24* 小时动态血压

无论是血压正常者抑或高血压患者的血压均呈明显的昼夜波动性，波动曲线类似长柄杓（杓形）。血压在清晨 2：00－3：00 处于最低谷，此后缓慢而平稳的逐渐升高，约清晨 6：00 血压迅速而急剧上升，中医学认为，此时的血压升高是自然界阳气渐旺，而患者阴虚致阳气浮越，两者相合使然也。大多数人有双峰（清晨 6：00－8：00 和下午 16：00－18：00），下午 18：00 以后血压呈缓慢下降趋势。

103 例临床确诊为顽固性高血压患者的资料显示：血压变异性明显增大、血压形态异常，3 种异常血压形态的发生率为：非杓形 44 例（42.7%），反杓形 32 例（31.1%），极度杓形 27 例（26.2%）。其中肝火亢盛型的血压形态以反杓形为主占 8 例（66.7%），次为非杓形 4 例（33.3%）；阴虚阳亢型的血压形态以极度杓形为主占 20 例（55.6%），非杓形占 11 例（27.8%），反杓形为 5 例（13.9%）；痰湿壅盛型的血压形态则为非杓形占 23 例（48.9%），反杓形为 21 例（44.7%），极度杓形仅占 3 例（6.4%）；阴阳两虚型的血压形态以非杓形为主占 75.0%。提示顽固性高血压的血压形态曲线多表现为非杓形，次为反杓形；肝火亢盛型以反杓形为主，阴虚阳亢型以极度杓形为主，痰湿壅盛型则以非杓形和反杓形为主。

第三节　顽固性高血压的诊断思路及步骤

顽固性高血压的患病率很难确定，有文献报道，在治疗的高血压患者中占 5%～25%，但真正符合顽固性高血压的患者可能不到 10%，如果推荐的血压控制目标值越低，其所占的比例就会越大。24 小时动态血压监测有助于真正顽固性高血压与白大衣效应的假性顽固性高血压的鉴别诊断。但是，对于顽固性高血压的临床评估，除了明确诊断外，同时还应找出引起顽固性高血压的原因（图 8-1）。

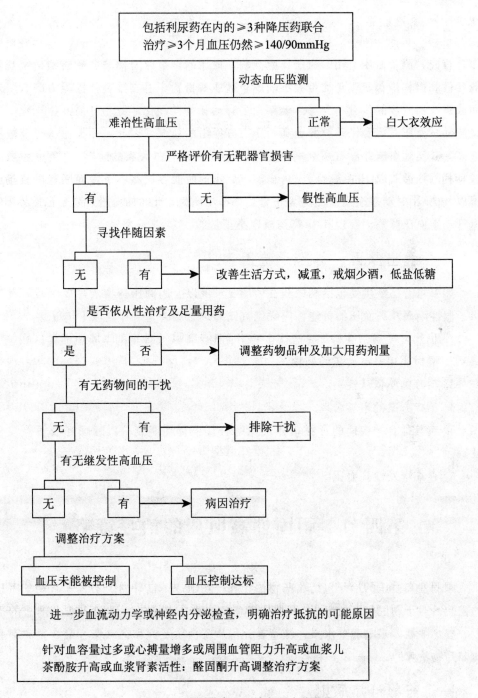

图 8-1　顽固性高血压诊断程序流程图

一、明确诊断、排除假性顽固性高血压

首先，测量血压所用的血压计应准确，血压的测量应遵循高血压防治指南规定的条件和操作步骤，避免袖带大小的不合适或袖带置于毛衣等有弹性阻力的衣服外面或听诊器置放的位置不当等。老年人多有动脉粥样硬化，肱动脉易发生钙化，测量肱动脉血压时需要比动脉腔更高的压力方能阻断血流，因此，测量血压时读数易过高，其实际血压并没有那么高。另外，还要注意"白大衣效应"，这类患者虽经过合理的 3 种或以上的联合降压药物治疗后，诊所血压居高不下，但回家后自测血压以及 24 小时动态血压监测均为正常。Brown 等对转诊的顽固性高血压患者首先进行动态血压监测，发现其中 25％血压是正常的。

二、找出原因、排除干扰因素

如果患者已经接受包括利尿药在内的 3 种或以上的降压药物治疗 3 个月，且排除了假性顽固性高血压的可能，应详细询问和观察患者是否存在以下情况。

1. 仍然有吸烟、饮酒、高盐饮食的不良生活方式及体重的不断增加等。
2. 同时服用升高血压的药物。
3. 治疗的不依从性。
4. 治疗方案的不够合理。
5. 有其他合并疾病的存在，如代谢综合征、肾功能衰竭、睡眠呼吸暂停综合征等。
6. 存在继发性高血压。

第四节　顽固性高血压的治疗策略

顽固性高血压的治疗包括非药物治疗和药物治疗。良好的生活方式有利于血压的控制。对于顽固性高血压患者应强调减轻体重、增加休育活动；减少钠盐的摄入、戒烟限酒、多吃蔬菜水果；注意补充优质蛋白质及钾和钙（参考第 5 章"高血压非药物治疗"）。

一、药物治疗原则

应遵循小剂量、长效、联合的原则（参考第 6 章"高血压药物治疗"）。同时强调个体化治疗的原则：即在实施降压治疗方案时，必须根据患者的年龄、性别、合

并症等不同，选择不同的药物、不同的剂量及不同的联合方案。

由于高血压的病因及病理生理机制复杂，每个高血压患者的病因及病理生理机制也不尽相同，这就决定了每个高血压患者对不同的降压药物的反应性有差异；不同的高血压患者所具有的危险因素及靶器官损害情况和有无合并症均不一样。因此，必须根据每个患者的具体情况，制订合理的治疗方案。在高血压的个体化治疗时，首先应注意是否为继发性高血压，然后根据患者的血压水平、引起血压升高的血管活性物质浓度、器官损害情况及合并疾病的情况，确定合适的降压目标，并选择恰当的降压药物。

二、治疗策略

对于经过严格的非药物治疗后血压仍高的顽固性高血压患者，应采取以下步骤进行治疗。

（一）病因治疗

在排除了继发性高血压和（或）停用升高血压的药物后，应寻找升高血压的潜在原因并进行干预，如高脂血症、高胰岛素血症、睡眠呼吸暂停综合征、交感神经系统活性增加等，部分顽固性高血压患者经过相应的对症治疗后，血压随之下降。

（二）重新选择降压药、提高依从性

相当一部分顽固性高血压治疗效果不佳，主要是由于不能坚持服药或漏服药。造成此种情况的可能原因，一是所服药的不良反应较大，二是所服药的降压谷/峰比值较差，一天需要多次服药。对于此类情况应考虑重新选择不良反应小的降压药，或降压峰/谷比值＞50％能24小时平稳降压的长效制剂。

（三）选择适宜的恰当的药物联合治疗

合理的联合治疗，既可以显著增强降压效应，又可以相互抵消不良反应。2种降压药合理的联合方案是：利尿药＋β受体阻滞药、利尿药＋血管紧张素转化酶抑制药或血管紧张素受体拮抗药、钙拮抗药＋血管紧张素转化酶抑制药或血管紧张素受体拮抗药、β受体阻滞药＋二氢吡啶类钙拮抗药、β受体阻滞药＋α受体阻滞药。3种及以上的降压药联合方案中必须包含利尿药。

（四）时相性治疗

在实施治疗方案前及治疗后进行动态血压监测，并根据血压形态选择不同的用

药时间，使降压药物的峰效应与血压的峰值相对应，从而有效地控制血压，减少药物的不良反应。

（五）中医辨证施治

顽固性高血压多病程长，病位影响广泛，且多见于中老年患者，虽然以痰湿壅盛型和阴虚阳亢型最为常见，但同样存在个体差异。而对疾病辨证的正确与否，决定着对疾病的施治，并最终影响临床的疗效。临床资料表明，辨证论治高血压病，具有降低血压，改善症状，促使心、脑、肾、血管病理改变恢复等多方面的作用。因此，必须"审证求因，对证用药，调养巩固"。

三、顽固性高血压的治疗

（一）原发性高血压中顽固性高血压的治疗

在顽固性高血压中约 70％属人为因素，如降压药物剂量不足、药物使用不合理、服药期间出现不良反应时未能及时调整用药致使患者不依从性，或随访患者不及时等以及某些患者不执行医嘱服药等。一项对顽固性高血压患者的研究中发现体力劳动，文化层次较低的人群发生较多，可能与患者对高血压病的危害性认识不足及缺乏基本医药常识有关。因此，正确指导患者服药，可以使大多数原发性高血压中的顽固性高血压得以缓解。"HOT"研究证实高血压患者群中服用 3 种或 3 种以上降压药物，93％高血压患者均能将舒张压控制在＜90mmHg，大约仅 7％的原发性高血压患者属"顽固性"。

1. 容量负荷过重 容量负荷过重常见于盐敏感性高血压，以及老年高血压患者、肥胖、糖尿病肾损害、肾功不全和交感激活状态的高血压患者，占高血压病人群 30％～40％。因此，用常规降压药疗效不佳时，应考虑加入保钾及排钾利尿药。利尿药中降压疗效较好的是噻嗪类利尿药和醛固酮拮抗药——安体舒通，但肾小球滤过率＜30％或有大量蛋白尿时则首选襻利尿药；糖尿病时可考虑服吲哒帕胺，该药有降白蛋白尿的作用，同时，还应低盐饮食，有些顽固性高血压患者经 1 周的低盐饮食，在原来降压药物不变的基础上血压可明显得到控制。二氢吡啶类钙拮抗药对老年高血压患者及中年盐敏感高血压患者 24 小时动态血压日间血压下降明显优于非盐敏感组；且与利尿药等合用可增强降压效应。

2. 肥胖、胰岛素抵抗 研究已证实对这类患者减肥的降压效果明显优于服各种降压药物，经过减肥，胰岛素降糖作用的敏感性增加，并可使体内增高的胰岛素水平下降，高血压可以明显减轻甚至完全恢复正常，体重减少 5％～7％，可使血压下降 10～20mmHg，在降压的同时，减肥还可减轻糖尿病和高脂血症。在不限盐饮食的情况下，高血压肥胖患者中 75％的人，当体重减轻 10 千克时血压可达正常，因此，对于肥胖高血压患者而言，减轻体重比限盐更重要。

在降压药物的选择上，有人认为利尿药 β 受体阻滞药可降低细胞内和细胞外液的容量以及抑制交感活性，小剂量对糖、脂代谢影响不大，可以作为首选。但是一些最近的研究发现转化酶抑制药（ACEI）及血管紧张素 Ⅱ 受体拮抗药（ARB）对于高血压患者在降低糖尿病的发生率上明显优于 β 受体阻滞药，因此，对于此类高血压，更倾向于首选 ACEI 或 ARB，其次选择小剂量噻嗪类利尿药或吲哒帕胺类利尿药。对糖尿病患者选择以 ACEI（ARB）为基础同时合用吲哒帕胺类利尿药，α_1 受体阻滞药及非二氢吡啶类 CCB 都是较合适的。

3. 睡眠呼吸暂停综合征　由于肥胖是睡眠呼吸暂停综合征的一个重要易患因素，而原发性高血压患者常有肥胖，极易有夜间睡眠呼吸障碍（鼾证），因此，高血压患者中约 30％伴有睡眠呼吸暂停综合征。由于反复呼吸暂停易引起低氧血症及高碳酸血症，使儿茶酚胺及皮质醇释放而致夜间血压明显升高，同时睡眠时呼吸暂停使患者不易进入深度睡眠和快速动眼睡眠，从而使中枢性持续交感神经激活，夜间血压升高呈"非杓形"，表现为高血压顽固而难降。

因此，在降压药物使用上首先应按 24 小时动态血压监测结果来调整用药的时间和剂量，一般在下午 18：00－19：00 服用中长效降压药或入睡前服短、中效降压药较好。由于 ACEI 对快速动眼相血压明显下降同时减少呼吸暂停的次数而作为首选。而 β 受体阻滞药（美多心安）对快速动眼相无明显作用，呈中性，但心得安可增加呼吸暂停次数；α 及 β 受体阻滞药阿罗洛尔能减轻睡眠呼吸暂停患者呼吸障碍，并能有效的降低血压，其作用机制不明。噻嗪类利尿药、二氢吡啶类 CCB 无明显疗效。凡是具有中枢抑制作用的药物如复降片、可乐定等应避免使用。

在服用降压药物同时非药物治疗常也能有效改善睡眠呼吸暂停综合征的症状并降压。减肥是最好的非药物治疗，肥胖者减重 10％即有效。若有鼻部疾病则应给予治疗，鼻部堵塞性疾病或咽扁桃体手术患者行咽软腭成型术或夜间入睡后持续竞争正压通氧治疗（CPAP）均有一定疗效。但对于严重的中枢型睡眠呼吸暂停综合征，即呼吸氧流及胸腹部呼吸运动均消失者，只能行内科保守治疗。睡眠时保持适宜的睡眠体位，避免用镇定安眠药及饮酒。

4. 其他原因导致的顽固性高血压　其他因素造成的顽固性高血压，如大量吸烟可对抗 β 受体阻滞药的疗效；饮酒对抗可乐定的降压作用；饮浓咖啡可降低抑交感降压药物的作用。因此，高血压患者应戒烟限酒、不饮或少饮浓咖啡。长期服用大剂量糖皮质激素的高血压患者，病情稳定时应尽量减少激素用量。终末期肾病服用促红素或肾移植后服环细胞素均会引起顽固性血压升高,可选钙拮抗药为基础的多种药物组合。

另外,顽固性高血压患者往往伴有焦虑、烦躁、抑郁等情绪,在联合用药中加用小剂量镇静药常可取得满意的降压疗效。

(二) 继发性高血压中顽固性高血压的治疗

在顽固性高血压人群中约 10％为继发性高血压,常见的病因有肾实质性疾病、肾脏大小血管病变、盐皮质激素过多(原发性醛固酮增多症)、糖皮质激素过多(库欣综合征)、嗜铬细胞瘤等。

1. **肾实质性高血压**　肾实质性高血压是最多见的继发性高血压,也是常见的顽固性高血压,早期对抑交感降压药有效,但在肾功能衰竭终末期 60％～90％均有血压持续升高难降,且多为容量性的顽固性高血压。治疗首选利尿药,当 $Scr<133mmol/L$ 时对噻嗪类利尿药有良好降压反应(剂量 12.5～100mg/d),当 $Scr>177mmol/L$ 及明显蛋白尿时则噻嗪类药疗效欠佳,用襻利尿药如呋塞米,每天最大剂量 320mg,量效关系呈平顶状,即加大剂量降压疗效不增,而不良反应增加,并且需日服 3 次,否则利尿作用在短期内消失后更促使肾对水钠潴留,造成相反的效果。在利尿药应用的基础上加用血管紧张素转化酶抑制药(ACEI)、钙拮抗药(CCB)或 α_1 受体阻滞药,中枢 α_2 兴奋药或硝酸酯类扩血管药,大多能有效的控制血压。若在肾功能衰竭终末期药物无效则应进行透析、缩容治疗。ACEI 可降低肾小球毛细血管内压,改善基底膜通透性,减少蛋白尿,因此,除降压外还能延缓肾功能恶化。但是,在急性肾炎时应首选钙拮抗药,一般不采用 ACEI 或 β 阻滞药。ACEI 中首先选择从胆、肾双通道排泄的福辛普利,苯那普利,雷米普利等;钙拮抗药应选择长效制剂,如二氢吡啶类的长效氨氯地平,非洛地平,硝苯地平等及非二氢吡啶类地尔硫䓬及维拉帕米。$\alpha_1+\beta$ 受体阻滞药(拉贝洛尔,卡维地洛),α_1 受体阻滞药(哌唑嗪,多沙唑嗪),中枢 α_2 受体兴奋药(可乐定,莫索尼定)均是可选择的药物。有心动过速者可加用 β 受体阻滞药。

2. **肾血管性高血压**　肾动脉狭窄(主要包括肾动脉粥样硬化斑块,多发性大动脉炎,纤维肌性发育不良)常伴血浆肾素活性(PRA)增高,继发性醛固酮(Ald)增多及轻度低血钾(>3.0mmol/L 左右)。一项 36 例>65 岁顽固性高血压的研究中肾动脉造影发现 30％为肾动脉狭窄。随着我国经济的高速发展、人口老龄化日趋明显,肾动脉粥样斑块的发病呈逐步上升趋势。因此,临床上对于短期内血压由较易控制到顽固性高血压的患者应考虑及早做 DSA 等检查,早期诊断、早期血管成型术等治疗,解除血管的狭窄(腹主动脉或肾动脉造影后行扩张术及支架置入；血管搭桥术或肾自体移植术）。

在降压药物治疗中 ACEI 有明显的降压作用，但是应注意双侧肾动脉狭窄、孤立肾或双侧肾小球滤过率低与利尿药合用时，虽然血压明显下降，但缩容使 RAS 处于激发状态下更易引起滤过率突然降低，易引起血肌酐急剧上升，甚至引起急性肾衰。对于已有肾功能损害的肾动脉狭窄患者，由于此时肾小球出球小动脉压力的增高是维持肾小球有效滤过压所必须的。ACEI 对出球小动脉的扩张作用较强，如果此时服用 ACEI 可使肾小球滤过压下降，肾功能进一步恶化；尤其在同服利尿药更易引起滤过率突然降低加重肾衰，应慎用。血管紧张素 Ⅱ 受体拮抗药（ARB）有同样的作用，也应慎用。钙离子拮抗药如氨氯地平、非洛地平、硝苯地平控释片等，α 受体阻滞药如哌唑嗪、多沙唑嗪、特拉唑嗪等及中枢 α_2 受体兴奋药可乐定及 β 受体阻滞药阿替洛尔、美托洛尔等都有良效。

多发性大动脉炎待血沉、黏蛋白及免疫指标及低热均恢复正常后再考虑解除狭窄术。

3. 原发性醛固酮增多症（原醛）　醛固酮拮抗药——螺内酯（安体舒通）有效。但由于该药阻断睾丸酮以及雄激素的作用，其不良作用相对较大如肠道不适、阳痿、性欲减退、男性乳房发育或女性月经紊乱。因此，长期服用可选择氨苯蝶啶或阿米洛利也可使血钾保持正常。由于醛固酮的产生最后通过钙通道，阻断钙通道可以降低醛固酮，同时有血管扩张作用，因此，降压药可选择钙拮抗药如硝苯地平。螺内酯和硝苯地平合用时应注意血钾升高。当一种二氢吡啶类钙拮抗药无效时可加用非二氢吡啶类钙拮抗药。尤其对增生型患者可抑制醛固酮分泌，轻度改善低血钾，血压下降。其他 α 受体阻滞药、β 受体阻滞药也可合用。

研究发现血容量高的原醛常伴降压药物的抵抗。Browo 等对 28 例伴有血容量增高或正常但 TPR 均升高的原发性醛固酮增多症的顽固性高血压患者，加螺内酯 200mg/d 及氢氯噻嗪（50~100mg/d）于原来的 3 种降压药物治疗方案中，结果发现 28 人的血压全部降到正常，血容量明显下降（MAP：138±2mmHg→103±9mmHg，血容量：114±3→97±2，P 值均<0.01）。有些患者（如合并多囊肾或隐匿性肾炎）在应用较大剂量螺内酯（320mg/d），Scr 由正常范围逐步升高达＞200mmol/L，减少剂量 Scr 降到正常，提示大剂量螺内酯对疑有肾功能轻度减退者应监测肾功能，需慎用。也可用阿米洛利（10~20mg/d）代替螺内酯，不良反应较少，但降压作用较弱。二氢吡啶类钙拮抗药如硝苯地平能比较有效的降压，但疗效不及利尿药，与螺内酯两者合用并无明显协同降压作用。因此，当临床和肾上腺 CT 均证实为原醛腺瘤后，有人主张连续服用利尿药降压 3 个月以上，不但纠正低血钾等代谢异常，而且常无需服多种其他类降压药，切除术中输液后不会引起血压

升高。由于术后 3 个月常出现醛固酮异常降低，注意术后高血钾，必要时继续服用呋塞米 80~160mg/d。

原醛腺瘤切除术后一年有 30%、术后 5 年有 47%血压仍较高或稍下降后又上升，仍需长期服降压药，但血压较术前容易控制。

4. **嗜铬细胞瘤** 嗜铬细胞瘤尤其恶性者常因肿瘤所致儿茶酚胺释放增加、交感激活，对一般降压治疗药物合用有时呈抵抗，但对 α 受体阻滞药如酚妥拉明、苯苄胺，产生明显降压效果，或服用哌唑嗪等也有效。服用 α 受体阻滞药后常有心动过速、直立性低血压等不良作用。服药数日后可加服 β 受体阻滞药如普萘洛尔等，即可抵消心动过速不良反应并可协同降压，也可服选择性（β_1）阻滞药如阿替洛尔或美托洛尔。注意不要先单独服 β 受体阻滞药以免发生高血压危象。或用 α＋β 受体阻滞药如柳胺苄心定也有效。

对血压持续升高急症可静滴酚妥拉明（50mg＋250ml 葡萄糖溶液）逐步调节滴速或静推 5mg＋10ml 葡萄糖溶液后静滴维持。对有心动过速不能耐受者可改用拉贝洛尔（α 及 β 受体阻滞药），静注 50mg 后 50~100mg＋250ml 葡萄糖溶液静滴，待血压平稳后改为口服 100mg，2~3/d。也可改为口服酚苄明＋普萘洛尔。血压下降不满意可在 α 及 β 受体阻滞药的基础上加 ACEI 及（或）CCB 以增强降压效果。

（三）中医中药治疗

虽然高血压病的病因多端，病机复杂，但中医认为，本病的发生是脏腑阴阳气血失调所致，其基本病机为肝肾本亏，阳亢失度。病性有虚实之别，虚证多为阴精亏损，气血虚乏或阴阳两虚；实证多为风、火、痰、瘀内生。病理特征为本虚标实。

体质学说认为，高血压病属于慢性虚损性疾病，结合其临床表现特征，本病多始于"阴虚"慢性虚损，加之先天不足（遗传因素等），后天失养。人到中老年肾中精气始衰，因"乙癸同源"，久则肝肾阴虚，阴不制阳，终致肝阳亢逆。或情志不遂，肝郁化火，火盛耗伤阴液；或劳欲过度损伤肝肾之阴；或热病耗伤肝阴。皆可导致肝肾阴虚，肝阳相对偏盛，亢逆于上，出现阴虚阳亢证。但在疾病的不同阶段，阴虚与阳亢彼此有起伏之变可出现临床症候上的差异。因此，临床治疗应根据不同的证型，针对不同的病因，辨病与辨证相结合，标本兼治。如阴虚阳亢证既是高血压病的常见证候类型，也是顽固性高血压的常见证型，其基本治法为滋补阴液和平潜亢阳并举。若属肝阳偏亢，治当平潜肝阳；若阴虚阳亢，治当滋阴潜阳，平肝熄风；若阴阳两虚，治当滋阴补阳；若痰湿内盛，治当燥湿化痰，平肝熄风。另外，顽固性高血压患者由于久病入络，常有瘀血凝滞，脉络瘀阻，治当活血化瘀。

王进等治疗 36 例顽固性高血压，选用平肝潜阳、凉血活血、化痰祛瘀之品为基础方，佐以利尿通腑之剂（钩藤、夏枯草、石决明、地龙、赤芍、牡丹皮、山楂、川芎、生大黄、川牛膝、泽泻、茯苓、枳实、川厚朴），临床有效率达 94.3%。李吉梅对 25 例顽固性高血压患者在服用降压药物的基础上，采用以双侧曲池、合谷、内关、足三里为主穴的针刺辨证治疗，有效率为 92.0%。

我国中医药学者在长期的临床实践中总结了许多能有效降血压的中草药，简要介绍如下。

1. **汉防己**　汉防己具有利水消肿、祛风止痛功效。现代药理研究表明，其主要降压成分是具有钙拮抗作用的汉防己甲素。临床上应用汉防己甲素治疗高血压病取得良好疗效，降压总有效率可达 84.0% 左右。

2. **钩藤**　钩藤具有平肝熄风、清热镇痉功效。为中医治疗高血压药方剂中的常用药，多与夏枯草、菊花等配伍应用。其降压成分主要是钩藤碱及钩藤总碱，其降压机制是直接或间接抑制血管运动中枢及对交感神经或神经节有阻断作用。近来研究表明，钩藤碱也是一种钙拮抗药。有人用钩藤 30g，水煎 10 分钟，每日早、晚口服，治疗高血压总有效率为 77.1%，且改善症状快。钩藤总碱片口服治疗高血压患者，疗效与煎剂相似。

3. **葛根**　葛根具有解表透疹、生津止泻功效。其主要有效成分为葛根素及其苷元，降压作用主要是通过对 β 受体的阻滞而完成的。无论是煎剂、葛根总黄酮口服剂或葛根素静脉注射剂，均可使高血压患者血压下降。同时它还能明显改善脑血流量，改善椎基底动脉循环，扩张冠状动脉，减少心肌耗氧量，尤其适用于高血压病及冠心病或脑供血不足患者的治疗。对高血压引起的头晕、头痛、肢麻、耳鸣等症状有良效。

4. **罗布麻**　罗布麻有平肝降压，利水消肿作用，用于肝阳上亢型高血压引起的头痛、眩晕及烦躁失眠等，可单用以开水泡汁饮用，亦可配伍夏枯草、钩藤、野菊花同服。其降压机制与抑制血管运动中枢及血管扩张有关。临床上用罗布麻治疗高血压，疗效在 70% 以上，且改善症状明显。

5. **黄连**　黄连具有清热燥湿、泻火解毒功效。其主要成分为黄连素（小檗碱）。近年来研究表明，小檗碱能竞争性地阻断血管平滑肌上 α_1 受体，使外周血管阻力降低；还能与胆碱酯酶结合而抑制其活性，使乙酰胆碱堆积，兴奋突触前膜 M 受体，抑制去甲肾上腺素释放而扩张血管使血压降低，同时还能明显降低血糖。

6. **莲子心**　莲子心具有清心泻火的作用。主要成分是莲心碱，其降压作用短而弱，改变为甲基莲心碱，则降压作用强而持久。其降压机制主要是阻断肾上腺素 α_1 受体和较弱的钙拮抗作用而降低血压。

7. **淫羊藿** 淫羊藿其主要功效为补肾壮阳,祛风湿,降血压,其降压有效成分为淫羊藿苷,无论是单用或复方制剂。煎剂或浸出液及淫羊藿苷均能使血压下降,尤以舒张压下降显著,还能降低 β-脂蛋白及血流胆固醇含量而调节脂代谢。临床用淫羊藿膏治疗高血压病总有效率达 78%。

8. **杜仲** 杜仲具有补肝肾、强筋骨、降压之功效。其降压主要成分是苯丙烷衍生物,主要是通过直接舒张血管和抑制血管运动中枢而使血压下降。炒杜仲降压作用较生杜仲强一倍,有效率可达 80% 左右。现代医药研究证明:杜仲有明显的降压作用,并能降低血清胆固醇和三酰甘油的浓度,增强免疫功能,抗脂质过氧化的作用等。

9. **野菊花** 野菊花具有清热解毒的作用。现代医学研究证明:菊花有显著扩张冠状动脉、增强冠状动脉血流量的作用,能抑制肝脏中胆固醇的合成和加快胆固醇的分解代谢,临床上用菊花流浸膏治疗高血压有效率 68.6%,症状改善明显。

10. **莱菔子** 莱菔子具有消食化积、祛痰下气功效。其含有的降压成分有白芥子苷、厚壳桂酮和细辛醚。有人用莱菔子片每次 5 片,每日 3 次,治疗高血压病120 例,疗程 1 个月,总有效率达 90.0%。

11. **决明子** 决明子清肝明目,润肠通便,有降血压和降胆固醇功效,对于防治血管硬化与高血压病有一定疗效,尤其适用于兼有便秘的中老年高血压患者。

12. **生槐花** 生槐花近年临床用于高血压病,可降血压及改善毛细血管脆性。

13. **黄芩** 黄芩无论是煎剂、浸剂,均有较明显的降压作用,常与菊花、钩藤等配伍治疗神经性高血压和动脉硬化高血压病,可使血压降低,头痛、胸闷、烦躁等症状明显改善。

14. **山楂** 山楂具有化积、活血、降压作用,现代医药研究证明:山楂具有扩张血管降低血压、增加冠状动脉血流量、降低血清总胆固醇、三酰甘油、促进心肌收缩、抗动脉粥样硬化、增加胃液分泌促进消化的作用;此外,还有抗衰老及抗癌的作用。

15. **地龙** 地龙即蚯蚓。有良好的降压作用。研粉,每次 2g,每日 2 次,开水吞服,也可配其他药使用。因味咸性寒,用于肝阳上亢型高血压有较明显的降压效果。

(四) 其他

一些重要穴位的按摩,可调节神经血管运动中枢的功能,使小动脉、微血管扩张,循环阻力减小,血压降低。

1. **按摩百会穴** 百会穴位于头顶的正中央。先用右手掌紧贴百会穴顺时针旋转，按摩 20 圈；换左手逆时针按摩 20 圈。此法可宁神清脑，降低血压。

2. **按揉太阳穴**　用双手食指、中指指腹同时按摩双侧太阳穴，顺时针旋转 20 圈，再逆时针旋转 20 圈。有清脑明目、疏风解表、降压止痛作用。

3. **按摩足三里**　坐在沙发上，膝屈曲 90°，分别用左右手的中指端，按揉左右小腿的足三里穴，旋转按摩 30 次。除有引血下行、血压降低外，还有调理胃肠功能、健脾养胃的作用。

4. **按摩涌泉穴**　每晚温水足浴后，坐于床上，常用左手心按摩右足心、用右手心按摩左足心各 100 次，有降压健身之效。

第 9 章

～ 高血压的护理 ～

高血压是以动脉血压升高为主要临床表现的综合征，是心脑血管疾病的重要危险因素。有其特定的病因、病情发生、发展、转归的规律。晚期常导致心、脑、肾等脏器受累，从而发生如高血压性心脏病、脑出血、肾功能障碍等严重并发症。因此，正确及时做好此类人群的护理，可以更有效地预防和延缓心、脑、肾并发症的发生、发展。有效改善此类人群的生活质量。

第一节　高血压饮食护理

合理的饮食可配合药物治疗起到良好的降压作用，并能减少药物剂量及药物的不良反应。

一、科学饮食

高血压患者要吃得科学，保证足够的蛋白质、维生素及微量元素的摄入，避免肥甘厚味，不可饮食无度，应做到以下几点。

（一）合理的饮食结构

1. **控制碳水化合物的摄入**　提倡吃复合糖类，如淀粉、标准面粉、玉米、小米、燕麦等植物纤维较多的食物，促进肠道蠕动，有利于胆固醇的排泄；少进食葡萄糖、果糖及蔗糖，这类糖属于单糖，易引起血脂升高。

2. **减少脂肪的摄入**　膳食中应减少动物脂肪的摄入，烹调时，多采用植物油，胆固醇限制在每日 300mg 以下。可多吃一些鱼，海鱼含有不饱和脂肪酸，能使胆固醇氧化，从而降低血浆胆固醇，还可延长血小板的凝聚，抑制血栓形成，预防中风，还含有较多的亚油酸，对增加微血管的弹性，预防血管破裂，防止高血压并发症有一定作用。

3. **适量摄入蛋白质及微量元素**　除合并有慢性肾功能不全者外，一般不必严格限制蛋白质的摄入量。高血压患者每日摄入蛋白质的总量为每千克体重 1g 为宜。其中植物蛋白应占 50%，最好用大豆蛋白，大豆蛋白虽无降压作用，但能防止脑卒中的发生。每周还应吃 2～3 次鱼类蛋白质，可改善血管弹性和通透性，增加尿、钠排出，从而降低血压。平时还应多注意吃含酪氨酸丰富的食物，如去酯奶、酸牛奶、奶豆腐、海鱼等。如果高血压合并肾功能不全时，应限制植物蛋白质的摄入。

减少钠盐的摄入可减少体内的钠水潴留，有助于降低血压。可在菜肴烹调好后再放入盐或酱油，以达到调味的目的。也可以先炒好菜，再醮盐或酱油食用。同时，还应注意食物中的含钠量，例如挂面含钠较多。蒸馒头时，避免用碱，应改用酵母发面。多吃钾、钙丰富而含钠低的食品，如土豆、芋头、茄子、海带、莴笋、冬瓜、西瓜等，因钾盐能促使胆固醇的排泄，增加血管弹性，有利尿作用，有利于改善心肌收缩能力。含钙丰富的食品如牛奶、酸牛奶、芝麻酱、虾皮、绿色蔬菜等，对心血管有保护作用。选用含镁丰富的食品，如绿叶蔬菜、小米、荞麦面、豆类及豆制品，镁盐可通过舒张血管达到降压的作用。

4. **其他**　多吃绿色蔬菜和新鲜水果，促使胆固醇的排泄，防止高血压病的发展。少吃肉汤类，因为肉汤中含氮浸出物增加，使体内尿酸增多，加重心、肝、肾的负担。忌食用兴奋神经系统的食物，如酒、浓茶、咖啡等，吸烟者应戒烟。保持大便通畅，多食含纤维素的食品及润肠通便之品，如香蕉、柿子、西瓜、香瓜、荸荠、蜂蜜、蜂乳、玉米粉等食物。

（二）中医食疗方药

1. **醋花生仁**　花生仁以食醋浸泡密封一周后可食用，每晚临睡前服 2～4 粒，嚼烂服下。

2. **海蜇马蹄饮**　海蜇 124g，马蹄 370g，海蜇洗漂干净，荸荠洗净不去皮，用水 1000ml，煎煮至 250ml，分 2 次服用。

3. **莱菔子**　莱菔子 900g，水煎过滤，浓缩或浸膏，干燥研粉压片，分 30 次服用，每日 3 次。

4. **桃仁鸡蛋糊**　桃仁 12g，杏仁 12g，栀子 3g，胡椒 7 粒，糯米 14 粒，全部捣烂，加鸡蛋清 1 个调成糊状，分 3 次于睡前敷足心。

5. **槐茶**　菊花、槐花、绿茶各等份，煎水代茶饮。

6. **苗粥** 甘菊苗 30g，切细和入粳米煮粥，加冰糖适量。

7. **楂决明煎** 生山楂 15g，菊花 10g，草决明 15g，水煎成 300ml，分 2 次服。

8. **紫菜海带汤** 紫菜、海带各适量，煮汤服用。

二、各类高血压饮食

(一) 高血压合并糖尿病

高血压合并糖尿病患者除药物治疗外，饮食治疗也是最基本和最重要的，长期坚持限制摄入食物热量能使体重下降，减轻胰岛的负担，减少胰岛素抵抗，有利于血糖的控制。应根据患者标准体重及劳动强度计算其热量。高血压合并糖尿病患者所需总热量为无糖尿病的 50%。糖尿病者宜多食高纤维食物，如芹菜、竹笋、荞麦、燕麦、豆类。每日主食 250g，早饭 50g，中、晚饭各 100g。蔬菜中的马铃薯、白薯、山药、藕、蚕豆等的主要成分是淀粉，应算作主食，不应算作蔬菜。控制脂肪摄入量，坚果类食物（花生、瓜子、核桃、杏仁、松子、榛子）的主要成分是油（约占 50%），并含有一定量的糖类，故应少吃或不吃。为减少食物中的含盐量，食用鱼、肉、土豆等食物时，先用水煮去汤、再进一步烹调；煮米饭时把定量的米洗净，放适量的水煮沸去汤，再加水煮熟。忌肥甘厚味。糖尿病患者不必完全禁水果，只要掌握好原则，即血糖控制比较理想，就具备了享受水果的前提条件。如果血糖控制不理想，可先将西红柿、黄瓜等蔬菜当水果吃，病情平稳后再选择其他水果。水果宜在两正餐中间或睡前 1 小时食用。

(二) 高血压合并肾损害

高血压合并肾损害在饮食上要控制盐量，每日摄入食盐应不超过 3~5g，控制动物脂肪的摄入，应食用植物油，如大豆油、玉米油、香油、菜籽油等较为合适，热卡以不使体重超重为度，蛋白质摄入量应根据病情调整。如肾功能正常，应给予营养丰富的含有优质蛋白的食物。肾功能不全者，则应限制蛋白摄入量。按每日每公斤 0.5~0.6g 供给。肾功能不全，实行低盐、低蛋白饮食是治疗本病的基础。指导患者饮食：蛋白质每日每千克体重为 0.16g。品种有鸡蛋、瘦肉、牛奶、鱼；热量 1/3 来自脂肪，2/3 来自糖，按每日每千克体重 35 卡供给，并选用低盐、高维生素食物。血压升高是促使肾功能衰竭加重的主要因素。

(三) 高血压合并心脏病

高血压合并充血性心力衰竭者应严格限制钠盐摄入，多食富含钾和钙的食品，如冬菇、瘦肉、禽肉、油菜、西红柿、大葱、西瓜、橘子等含钾高的食品和牛奶、豆制品，紫菜等含钙高的食品。但并发肾功能不全时，则不宜吃含钾多的食物。高血压合并冠心病者应限制动物脂肪的摄入。戒烟戒酒。

（四）老年性高血压

对于老年性高血压应指导患者控制饮食做到三定、三高、三低和两戒。三定：定时、定量、定质；三高：高蛋白、高不饱和脂肪酸、高维生素；三低：低脂肪、低热量、低盐；两戒：戒烟、戒酒。即限制动物性脂肪的摄入，多食蛋白质丰富的豆类及蔬菜和水果，以补充维生素。少食多餐，进食容易消化和清淡的食物。限制食盐量为每天 3～5g；限酒，不饮酒精含量高的酒，可饮少量葡萄酒或啤酒。限制过量的咖啡和茶，适量饮用茶水可以利用茶中的鞣酸减少脂肪的吸收。

（五）顽固性高血压

有些顽固性高血压病是由于饮食不当造成的，即患高血压病后不注意控制饮食结构，如继续大量吸烟或酗酒或高糖饮食或高脂肪、高盐饮食，加重了动脉粥样硬化，影响了血管弹性，导致血管痉挛，可使血压居高难下，影响降压药效果。因此，高血压患者应遵循良好的饮食结构，减少饮食中的钠盐，每人每日食盐量不超过 5g；减少膳食中的脂肪含量，将脂肪控制在总热量的 25% 以下；补充适量优质蛋白，蛋白质占总热量的 15% 左右；注意补充钾和钙；多吃蔬菜水果；限制饮酒，男性饮酒每日酒精量<20～30g，女性<10～15g。

（六）妊娠高血压

妊娠高血压综合征患者应根据具体情况给予清淡可口、易消化、低盐、高营养的饮食，如鱼、肉、蛋、奶、莲子、赤豆等；根据水肿、血压情况确定钠盐、蛋白质及水的摄入量：食盐控制在 3g/d，若浮肿明显者应无盐饮食，根据患者饮食习惯，劝其不吃腌制食品，如咸肉、火腿、咸蛋、榨菜、雪里蕻等咸菜。蛋白质控制在每天每千克体重 2g，以优质蛋白为主，如禽肉、鱼类等；调整脂肪摄入量，少吃动物性脂肪，以植物性油脂代替；增加钙锌的摄入，如多吃海产品和奶制品。注意摄入含足够的维生素、铁等微量元素的食物及新鲜蔬果、水果。

第二节　高血压休息与运动护理

对于高血压病患者来说，休息很重要。但是，也不能过于安逸，一旦缺少锻炼，摄入的热量过剩，就可能引起肥胖，而肥胖既是高血压的病因，也是高血压病加重的因素。因此，适量的力所能及的体力劳动与体育运动是必需的，一般以不感到疲倦为宜。

一、休息运动原则

（一）规律的生活及休息

人的生活规律的改变或失于调理，同样可以引起内在脏腑气血阴阳的变化，也会导致发生高血压症。劳逸失度会引发高血压病，但过度的劳作亦损伤人体正气，尤其是脾肝肾之气血阴阳失调，容易出现脾虚生痰湿，风痰上扰，肝肾不足，肝阳上亢，引发高血压病。中医还认为，中年以后，肾精渐亏，应当节制房事，保养精液。如房事无度，耗损肾精，阴亏阳亢，也会发生高血压病。生活过度安逸，缺乏运动，气血滞涩不畅，脾气不运，也会发生高血压病。饮食失节在高血压发病诸因素中占有重要位置。过食肥甘厚味，伤脾碍胃，生湿酿痰，痰湿阻滞，风痰上扰，会发生高血压。酗酒之人，助湿留热，肝阳易涨，容易发生高血压。过食辛辣等物，伤阴化火，阴精损伤，火热上冲，从而引发高血压。尤其是嗜食咸味者，血脉凝涩，肾气损伤，则血压上升。总之高血压发病与体质、情绪及生活失调有关。因此，高血压患者应保持环境安静，避免噪声干扰，室内光线柔和、稍暗，温湿度适宜。重症绝对卧床休息，轻症闭目养神。改变体位时动作宜慢，早期高血压患者可参加劳动，但不要过度劳累、紧张和用脑过度，应劳逸结合，早睡早起，起居有常，保证充足睡眠。

（二）合理的运动及锻炼

运动对高血压病患者，尤其是脑力劳动者是十分有益的。高血压患者应参加健康有益的娱乐活动及体育锻炼。因体育锻练可以调节自主神经系统的功能状态，降低交感神经的兴奋性，提高迷走神经兴奋性，既缓解小动脉痉挛，降低血液黏度和红细胞聚集；又能促进侧支循环的建立，改善血管血液灌注，从而缓慢降低血压；适度的有氧运动可使肌肉释放较多的 ATP，引起周围血管阻力下降，以达到降压的目的。所以运动和体力活动要适量，运动方式和运动量必须因人而异，循序渐进地进行。运动方法有多种，每个人应该根据自己的年龄、体质、病情等选择适宜的运动方法，以有氧运动为宜。包括散步、慢跑、太极拳、八段锦、保健操、气功等，不宜选择运动量过大、身体摆动幅度过大及运动频律过高的无氧运动项目。

1. 散步　散步可使全身放松，自然呼吸，每天可徒步 500～1000 米，以不感到疲劳为度。适合于所有的高血压患者，即使高血压伴有心、脑、肾等并发症者也能收到良好的治疗效果。

2. 慢跑　一般在步行的基础上逐步过渡，逐渐加量，突出一个慢字，不求速度，以不过劳累为度，活动 15～30 分钟。

3. 太极拳　太极拳可根据病情、身体情况，选练简化太极拳或等式太极拳。打拳时动作要柔和，姿势放松，动中有静，动静结合，可以成套路的联系，也可以仅重复其中几个动作，每天 1～2 次，每次 15～30 分钟。

4. 气功　一般取内养静功法，可以取坐姿或站姿。坐姿是坐于椅子上，双腿分开自然踏地，两手放于大腿上，手心向下，全身放松，心情怡静，排除杂念，意守丹田，口唇轻闭，双目微合，调整鼻息。站姿是身体自然站立，双脚分与肩平，两膝微屈，两手抱球放于身前，全身放松意守丹田，调整呼吸，每次 10～30 分钟，每日 1～2 次。各种运动方法不同，应根据病情和年龄、身体情况选择适宜的方法和运动量。活动初期运动量宜小一点，时间短一点以看情况适当加量。运动有疏通气血、平肝潜降、宁心安神、降低血压等作用。

（三）自我保健方法

高血压患者，除了接受药物治疗以外，还应该进行积极的自我调治，这样既可以提高药物的疗效，还可以减少药物的用量。

1. 活动的安排　自我保健首先可以安排一些有益于身心健康、消除紧张因素、保持血压稳定的活动，如种花草、养鸟养鱼、听音乐、学书法、绘画、钓鱼等，均可陶冶情操，宁心怡神。

2. 按摩保健　按摩头部，用两手食指或中指擦抹前额，再用手掌按擦头部两侧太阳穴部位，然后将手指分开，由前额向枕后反复梳理头发，每次 5～10 分钟。按摩头部可以清头目，平肝阳，使头脑清新，胀痛眩晕消减，头部轻松舒适，血压随之下降。此外，还有擦腰背、点血压点等法。如擦腰背是用两手握拳，用力上下按摩腰背部位，每次 3～5 分钟，具有补肾强腰，疏通经脉，降低血压的作用。血压点在第 6 颈椎两侧 5 厘米处，点穴按压可以通经活络，降低血压。

3. 洗脚敷药　晚上临睡前，用温水洗脚泡脚，洗泡过程中可以揉按脚心涌泉穴，揉搓脚趾，洗后用药粉（牛膝 30g、吴茱萸 5g，共为细末，分 10 次外用），醋调后以胶布外敷于足心,第二天早晨除去。洗脚敷药具有补肝肾、平肝阳、引火归元的作用,对顽固性高血压有效。

4. **倒捏脊俯卧位** 请家属或助手从大椎向腰部方向捏脊。用两手食指和拇指沿脊柱两旁,用捏法把皮肤捏起来,边捏边向前推进,由大椎起向尾骶腰部进行,重复 3~5 遍。倒捏脊法可以疏通肾脉,降低血压。

5. **揉肚腹** 患者仰卧,用两手重叠加压,按顺时针方向按揉腹部,每次 3~5 分钟。揉肚腹可以疏通腹气,健脾和胃,调节升降,有降压的作用。此外,还可以进行日光浴、森林浴、泉水浴等自我保健活动。各项自我保健均应坚持长期进行,才会有明显效果,尤其对治疗后巩固疗效,功不可没。

二、各类高血压的休息与运动

(一) 高血压合并糖尿病

运动对糖尿病患者有益。运动及控制饮食"双管齐下",可使体重减轻后,组织细胞对胰岛素的敏感性增加。但是,如果血糖、血压控制较差或有急性并发症和严重慢性并发症者不宜运动。运动应在血糖、血压控制较好且无代谢紊乱时进行,尤以餐后 1 小时左右运动为宜,因为这时血糖浓度较高,配合运动,可帮助降低血糖。运动方式因人而异,通常采取散步、慢跑、爬楼、太极拳等有氧中强度运动量,每天 20~30 分钟。每周至少要有 5 次适度运动,心功能较差者在护士的指导下定期进行健康评估,并在家属陪同下进行散步、太极拳锻炼,以达到有效的运动效果。注意不要过度疲劳,否则会使病情加重。运动锻炼必须和饮食、药物治疗相结合,根据病情变化,随时调整二者关系。随身携带含糖饮料或食品,以防低血糖发生。

(二) 高血压合并肾损害

高血压合并肾损害者应尽量避免重体力劳动。轻症患者,适当的体育锻炼是有益的,如散步、体操等,以不感疲劳为度。重症患者,应限制运动。必要时可给予氧气吸入。

(三) 高血压合并心脏病

对于高血压合并心脏病患者应置于监护室内,按心功能分级协助完成生活护理,防止过度劳累。

（四）老年性高血压

根据老年高血压患者的病情、体力、心功能情况和兴趣，编排不同的锻炼形式和程序，指导患者散步、慢跑、做健身操等，在运动初期要做好监督工作，锻炼要循序渐进，不可过度，每次不大于 30 分钟，每周不少于 3 次。适当休息，去除日常生活中引起血压波动的因素，如劳累、紧张、激动等，保持乐观精神，冬季注意防寒保暖。养成规律的生活习惯，坚持适量运动，如慢跑、散步、气功等。对肥胖者应适当控制饮食，减轻体重。

（五）顽固性高血压

早期顽固性高血压患者宜适当休息，尤其是工作过度紧张者。对血压较高，症状明显或伴有脏器损害表现者应充分休息。通过治疗，血压稳定在一般水平、无明显脏器功能损害者，除保证足够的睡眠外，可适当参加力所能及的工作，不宜长期静坐或卧床。

一些高血压患者不爱活动，运动量过小，单纯依靠药物降压治疗，血压常久治不降，因此，此部分患者应加强体育锻炼。对于肥胖型高血压，除坚持降压治疗外，还应注意减肥。控制体重指数 25 以下。

（六）妊娠高血压

患者应绝对卧床休息，可取半卧位（因腹水），可根据病情适当进行四肢被动操的运动，以防肢体血栓形成；同时保持病室安静，避光，避免噪声刺激，可以戴上深色墨镜，以减少光源刺激；减少家属的探视，减少对外界的接触以防感染；床旁桌上备好急救物品，如开口器，压舌板，拉舌钳，10％的葡萄糖酸钙等。坚持胎动计数自我监护。取左侧卧，可减轻子宫压迫下腔静脉，使静脉回流增加，全身血循环、胎盘和肾的血流灌注增加，血压下降。

第三节　高血压病情观察及护理

高血压病情监测对控制病情、减少并发症发生极为重要。

一、严密的病情监测

急性期每日测量血压 1 次，病情缓解后可改为每周测量 2 次或遵医嘱。注意观察头痛发作的时间、程度、诱发因素、伴发症状，做好记录并及时通知医生给予对症处理。注重患者主诉，大多数的高血压患者在血压升高早期仅有轻微的自觉症状，如头痛、头晕、失眠、耳鸣、烦躁、工作和学习精力不易集中，并容易出现疲劳等。随着病情的发展，特别是出现并发症时，症状逐渐增多并明显，如手指麻木和僵硬、多走路时出现下肢疼痛，或出现颈背部肌肉酸痛紧张感等。当出现心慌、气促、胸闷、心前区疼痛时表明心脏已受累，出现夜间尿频、多尿、尿液清淡时表明肾脏受累，肾小动脉发生硬化。如果高血压患者突然出现神志不清、呼吸深沉不规则、大小便失禁等提示可能发生脑出血。如果是逐渐出现一侧肢体活动不便、麻木甚至麻痹，应当怀疑是否有脑血栓的形成。

二、各类高血压病病情监测

（一）高血压合并糖尿病

对于高血压合并糖尿病患者做好血糖血压监测至关重要。护士应熟练掌握血糖、血压的测量方法，严密观察病情变化，防止和控制并发症的发生。护理上要重点观察神志、血压、心率、尿量、皮肤及眼底变化。注意保暖，防止感染。

注意高渗性糖尿病昏迷、酮症酸中毒和低血糖的症状。在护理中患者出现精神萎靡、乏力、困倦、多尿，及时汇报医生，及时处理。

做好患者的皮肤护理，避免抓伤，刺伤。清洗时使用刺激性小的沐浴液，穿松紧合适鞋袜，避免足部破损，保持床单整洁干净，保持局部清洁，特别是口腔、下肢、会阴部的卫生。

（二）高血压合并肾损害

对于高血压合并肾损害的患者应进行"全天候"血压监测，保证逐步缓慢降压，长期维持血压稳定，避免血压骤降导致心、脑、肾供血不足，并加强对患者昼夜巡视。如发现患者突然出现头痛、头晕、失眠、心悸等症状，随时测血压，一旦发现血压增高，立即报告医生给予适当处理。

（三）高血压合并心脏病

对于高血压合并心脏病患者应严密监测血压、心率、心律的变化，及时准确识别恶性心律失常。严格控制输液速度，并结合监测的尿量和尿比重进行调节，从而减轻心脏负荷，减少心律失常的发生。出现心慌、气促、胸闷、心前区疼痛及时报告医生进行处理。

（四）老年性高血压

由于老年人免疫功能低下，且往往伴有心、脑、肺等器官疾病，在住院过程中易并发感染，导致病情恶化，因此，应严密观察病情，特别注意患者大小便情况，发现问题及时通知医生处理。

根据老年高血压患者血压波动性大的特点，在不同时间多次测量，要定体位（坐位或卧位）和肢体，以及固定血压计测量血压，从而准确的掌握血压变化规律，做好记录，以利病情观察。老年患者由于血管运动中枢调节功能降低，常因体位改变而头晕，患者坐起或站立时易发生体位性低血压，在服药后要嘱咐患者卧床 2～3 小时，体位变化时动作应缓慢，站立时间不要过长，同时测量患者卧位和立位血压，观察两者相差是否过多，及时与医生取得联系，必要时协助患者起床，观察片刻，无异常方可下床活动，如出现症状，应立即平卧。在夜间，由于老年患者血中促肾上腺皮质激素浓度降低，机体应激能力和防卫功能下降，护理人员要加强巡视，观察病情变化。

（五）顽固性高血压

对于顽固性高血压应注意观察血压的变化。当收缩压高于 190mmHg 时，应及时与医生联系并给予必要的处理。如发现患者血压急剧升高，同时出现头痛、呕吐等症状时，应考虑发生高血压危象的可能，立即通知医生并让患者卧床、吸氧，同时准备快速降压药物、脱水药等；如患者抽搐、躁动，则应注意安全。当患者出现明显头痛，颈部僵直感、恶心、颜面潮红或脉搏改变等症状体征时，应让患者保持安静，并设法去除各种诱发因素。对有失眠或精神紧张者，在进行心理护理的同时配以药物治疗或针刺疗法。对有心、脑、肾并发症患者应严密观察血压波动情况，详细记录出入液量，对高血压危象患者监测其心率、呼吸、血压、神志等。

（六）妊娠高血压

对轻症妊娠高血压患者要早期发现，密切监护观察，防止发展为重症。首先要多休息，休息或睡眠时应采取左侧卧位，不能仰卧。因妊娠子宫多右旋，左侧卧位可改善子宫胎盘的血液循环。每天保证有 2 个小时午睡，日间左侧卧位不少于 6 个小时。如出现水肿，宜少盐饮食，多吃新鲜蔬菜和水果。每日自记胎动次数，发现异常及时就诊。

重症患者需住院治疗。保证充足的休息，解除思想顾虑。坚持胎动计数自我监护和左侧卧位。加强检查和监测，日测血压每 4～6 小时 1 次；每 1～2 周查血小板、红细胞比积、肝肾功能、B超、心电图及眼底；每日查尿常规及记录出入量，每周测体重及24小时尿蛋白定量1次；每周做胎心监护非激惹试验（NST）1～2次，如发现异常应随时考虑提前终止妊娠。

重症患者应严密监测生命体征，尤其是血压和心率的变化，认真听取和观察患者的主诉和症状，如有头痛、恶心、呕吐、明显的心悸等症状立即报告医生；同时密切观察脑水肿，心力衰竭，肾功能变化可能出现的临床表现，如眼花、血压下降和尿量减少等；注意先兆流产的症状，一旦有临产征象，做好及时终止妊娠的准备。同时正确记录24小时出入量，尤其是每小时的尿量，每天测尿蛋白，同时测腹围，体重，了解腹水的增长情况和肾功能代偿情况。

第四节　高血压药物护理

一、药物护理原则

现有的降压药种类繁多，其药理作用各不相同，应在医师指导下使用，按时、按量给药，注意药物个体化，并密切监测血压变化。高血压患者需要长期治疗，应督促患者长期规律的服药，根据药物的起效时间与血压的规律，选择每日最佳服药时间（高血压的时间治疗学），坚持治疗。

服药时注意降压药物的作用及不良反应。向患者讲解所用药物名称、剂量、服法及可能出现的不良反应，如服用控释药和缓释药时需整片吞服，不可破碎。口服噻嗪类利尿药时，因其是排钾利尿药，就应多食用一些含钾高的食物，如香蕉、西红柿。而口服血管紧张素转化酶抑制药降压时，由于其保钾作用，就应告诫患者避免高钾食物，以防止血钾的过高。钙拮抗药类降压药可引起头痛、面红和便秘。β受体阻滞药可引起心动过缓。血管紧张素转化酶抑制药可引起干咳，味觉异常，皮疹。静滴硝普钠时，液体应避光。在服药期间对可能出现的不良反应护理人员要善于观察，及时报告医生，及时处理。在使用中药汤剂时宜温服；眩晕伴呕吐时宜冷服，或姜汁滴舌后服，或采用少量多次服法。

二、各类高血压药物护理

（一）高血压合并糖尿病

应让患者及家属了解药物名称、剂量、注意事项及不良反应，并学会处理出现不良反应时的应急方法。降糖药物磺脲类应餐前半小时服，双胍类应在餐后服。糖苷酶抑制药应在进餐第一口时嚼服。如服降压药后出现晕厥、恶心、乏力等低血压症状时应立即平卧，头低足高位，促进静脉回流，增加血流量。出现心慌、全身大汗、面色苍白、四肢冰冷、头晕等低血糖反应时立即进食糖果。

（二）高血压合并肾损害

高血压合并肾损害在治疗期间应定期测血压，最好固定血压计，每日测量血压，切不可血压下降后擅自停药或减量，待药效消失后血压再度升高，反复用药、停药、血压大幅度升、降，会造成脑血管意外和肾功能不全。血管转化酶抑制药对终末期肾病患者有两个独特的不良反应：①贫血加重，故应该监测红细胞的改变，使用促红素者，用量需加倍；②诱发血透患者对透析膜的变态反应，故禁止于透析前使用，以免引起透析时的低血压。

（三）高血压合并心脏病

对于高血压合并心脏病患者，应密切观察特殊药物（扩血管药、强心药、利尿药）的作用和不良反应，液体的输入量及输入速度。以便及时调整用量或停止用药。口服噻嗪类利尿药时，因其是排钾利尿药，应多食用一些富含钾的食物，如香蕉、苹果、西红柿等。

（四）老年性高血压

老年人服药依从性差，记忆力下降和认识分辨力差，加上药物品种多，对药品的名称、剂量、使用方法、服药时间记忆不清，易漏服、误服或多服，护士应指导患者按医嘱服药，最好列出清单，嘱其按清单定时服药。药物治疗前护理人员应了解患者的病情和治疗方案，依据病情采用适合老年人服用的药物剂型，一般以温和持久，小剂量，联合用药为原则，多选择长效药，缓释药或控制药。有利于血压平稳下降。理想的降压药应每日 1 次，24 小时有效，这样患者依从性好，血压易控制稳定。

（五）顽固性高血压

顽固性高血压患者往往须终身服药，而且多联合用药。因此，应注意观察药物的疗效和不良反应。使用利尿药时应注意有无水、电解质紊乱；使用血管紧张素转化酶抑制药时注意有无咳嗽；使用钙离子拮抗药时注意有无头痛；使用 β 受体阻滞药时注意心率及心律变化等。

（六）妊娠高血压

对于妊娠高血压患者在使用药物时应观察疗效及不良反应。解痉药物首选硫酸镁，硫酸镁的治疗浓度与中毒剂量比较接近，故治疗过程应严密观察，以防过量中毒。应用硝普钠，呋塞米，西地兰等，应掌握药物的用法，主要药用原理，按医嘱准确给药，硝普钠应避光，由于作用强而降压速度快，故开始剂量要小，以后逐渐增加，以免引起低血压，应严密观察血压；利尿药应用后，应观察尿量，尿量过多应及时和医生联系，并注意有无水、电解质紊乱；西地兰静脉推注时要慢，必要时应用输液泵，以利有效控制。使用冬眠合剂可使血压急速下降，但影响肾脏及胎盘血流，损害肝脏，产生体位性低血压。

第五节　高血压患者心理护理

中医历来重视情志和发病的关系，人的情志变化过于激烈，超过人体脏腑的调节能力时就会发病。如人在盛怒之下，肝气上逆，血随气升，就会发生高血压病。又如大喜、过度悲伤、极度忧愁、受到惊恐等，也会引起人体内脏腑功能失调，心肝胆等脏腑功能受扰最甚。肝脏受扰、肝气郁结、肝气上逆、肝火上炎、肝阳上亢等情况会发生高血压病。因此，七情内伤影响心肝胆阴阳气血失调，会导致发生高血压病。精神长期高度紧张，心肝两脏受累，也会引起高血压。环境对人的情绪也有很大的影响，如长期生活于噪声超标准的环境中，人的情绪紧张而不安宁，心肝受扰容易患高血压病。

一、保持乐观情绪，建立健康的生活方式

愤怒使舒张压升高；恐惧、焦虑使收缩压升高；情绪压抑、心理矛盾、环境吵闹、长期过度紧张、脑力劳动、不良精神刺激等都可使大脑皮质功能紊乱，失去对皮质下血管舒缩中枢的正常调节，形成以血管收缩神经冲动占优势的兴奋性，引起全身细小动脉痉挛，外周血管阻力增加，血压升高。首先要注意调节情志，保持心情开朗乐观，避免长时间的精神紧张，使精神情志有张有弛，肝气畅达，心旷神怡。调节情志首先要消除过分的奢望，恬淡虚无，遇事谦让，悲怒不生，自然精神愉快。要减少思虑，松弛紧张的情绪，消除噪声的干扰，保持精神舒畅。人逢喜事精神爽，喜悦能使人心旷神怡，消除精神疲劳，调节脏腑功能，从而减慢心率，降

低血压。

二、各类高血压心理护理

（一）高血压合并糖尿病

高血压合并糖尿病者需长期坚持治疗，患者承受的经济负担重，心理压力大，患者易对生活失去信心，护士应配合医生开导患者解除恐惧、忧虑情绪，告诉他们坚持治疗的必要性，使他们树立生活信心，让患者坚信，糖尿病和高血压虽然不能根治，但如果控制良好，仍可享受正常人的生活。

（二）高血压合并肾损害

高血压合并肾损害都有不同程度的精神紧张，怀疑不能治愈而悲观失望，不少出现病态心理，如幼稚、任性、易怒、暴躁、缺乏自制力等。进入透析阶段的患者，由于疾病本身、经济原因、透析的种种限制等，患者不可避免的出现更为复杂的心理，使原有的心理负担如抑郁、焦虑、无助、甚至绝望等加重，而不良情绪又使血压难以控制。我们应针对不同情况，有目的的多接触患者，对患者提出的问题，做到既解答得当，又要注意保护性治疗制度。使患者在最佳心理状态下接受治疗，早日康复。

（三）高血压合并心脏病

高血压合并心脏病患者，尤其是冠心病患者，胸痛发作时，常因濒死感，而造成对疾病的恐惧、焦虑、抑郁心境，应针对性的进行心理疏导。指出抑郁恐惧等负性情绪会影响高血压心脏病的治疗效果，引导患者以积极的态度面对疾病。另外，也可采取缓解负性情绪的放松训练，音乐治疗，这些治疗可以调节大脑边缘系统和脑干网状结构功能，从而起到调节心率、血压、改善治疗效果的作用。

（四）老年性高血压

老年性高血压心理因素直接影响治疗效果，强烈持续的焦虑、愤怒、紧张以及压抑是高血压的诱发因素。老年原发性高血压患者心理精神状态在其疾病的发生、发展、转归过程中既可以致病，又可以治病。根据患者的心理精神障碍，以护理人员的言语、表情、态度、行为影响他们；关心体贴患者，为其进行心理疏导注意自我调解，使其保持心情愉快，克服急躁情绪，顺应生活环境变化，培养稳定和乐观性格，做到自得其乐，心平气和。

（五）顽固性高血压

顽固性高血压病应尽可能减轻精神压力，减少应激。血压升高与精神状态不佳有密切关系，因为情绪不稳，交感神经处于紧张状态，使体内儿茶酚胺类物质分泌增多，血管处于收缩状态，进而血压久治不降，心理护理前应了解患者的性格特征和有无引起精神紧张的心理社会因素，根据不同的性格特征给予指导，训练自我控制的能力，同时指导亲属要尽量避免各种可能导致患者精神紧张的因素，尽可能减轻患者的心理压力和矛盾冲突。

（六）妊娠高血压

患者由于妊娠和疾病，造成身体上的严重症状，感到恐惧、悲观。应建立良好的医患关系，耐心倾听她们提出的各种疑问，及时疏导，告知患者疾病与妊娠的关系，使其树立对治疗的信心，配合医务人员战胜疾病，保证母婴安全，以利于分娩；积极鼓励家属给予患者心理支持和疏导，取得患者的合作，以防精神紧张、恐惧、疲劳及不良刺激，这些不利因素易导致大脑皮质功能失调，使体内加压素、儿茶酚胺分泌增多，使血压增高而加重病情。

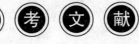 参 考 文 献

[1] 中国高血压联盟. 中国高血压防治指南（修订版）. 2005.

[2] 胡大一，马长生. 心脏病学实践2005——新进展与临床案例 [M]. 北京：人民卫生出版社，2005.

[3] 朱文锋，贺泽龙. 论坚持中医病名诊断的必要性 [J]. 辽宁中医杂志，2000，27 (2)：50.

[4] 邓旭光. 高血压中医病机若干问题探讨 [J]. 中医杂志，2001，42 (4)：197.

[5] 余振球，马长生，赵连友，等. 实用高血压学. [M]. 北京：科学出版社，2000.

[6] 金惠铭. 病理生理学 [M]. 北京：人民卫生出版社，2000.

[7] 陈灏珠. 实用内科学 [M]. 北京：人民卫生出版社，1998.

[8] 杨惠玲，潘景轩，吴伟康. 高级病理生理学 [M]. 北京：科学出版社，1998.

[9] 仇新印. 汪履秋老中医论治高血压病 [J]. 1995，11 (1)：15.

[10] 肖梅芳. 周端应用活血潜阳法治疗高血压病经验 [J]. 上海中医药杂志，2004，38 (4)：12.

[11] 王行宽，等. 风眩病名病位及病因病机诊释 [J]. 中医药学刊，2003，21 (9)：1436.

[12] 赵永华. 从营卫失调论治高血压病探微 [J]. 辽宁中医杂志，2002，29 (4)：192.

[13] 孔炳耀. 气血理论在高血压病研究中的应用 [J]. 中国中医基础医学杂志，1998，4 (9)：52.

[14] 孙宁玲，徐成斌. 今日高血压 [M]. 北京：中国医药科技出版社，2000.

[15] 朱鼎良. 高血压临床新技术 [M]. 北京：人民军医出版社，2002.

[16] Mengden T, Cha montin B, Phong CN, et al. User procedure for self measurement of blood pressure. First International Consensus Conference on Self Blood Pressure Measure ment [J]. Blood press Monit, 2000, 5 (2)：111.

[17] Parati G, Ulian L, Santucciu C, et al. Clinical value of blood pressure variability [J]. Blood press Suppl, 1997, 2：91-96.

[18] 沈文锦，徐成斌. 现代心功能学 [M]. 北京：人民军医出版社，2002：446.

[19] Sulbaran TA, Silva ER, Maestre G. Isolated systolic hypertension：a naw challenge in medicine [J]. J Hum Hypertens, 2002, 16 Suppl 1：544.

[20] Mengden T, Vetter H, Tisler A, et al. Tele-monitoring of home blood pressure [J]. Blood Press Monit, 2001, 6 (4)：185.

[21] Palatini P. Relinability of ambulatory blood pressure monitoring [J]. Blood Press Monit, 2001, 6 (6)：291.

[22] Staessen JA, O, Brien ET, Amery AK, et al. Ambulatory blood pressure in normotensive and hypertensive subjects：Results from an international database [J]. J Hypetrens, 1994, 12 (suppl)：Sl.

[23] Cerber LM, Schwartz JE, Cedeno-Mero C, et al. Association of urinary albumin concentration with casual and ambulatory blood pressure：a similar relationship in normotensive and hypertensive subjects [J]. Blood Press Monit, 2001, 6 (5)：245.

[24] Ernst ME, Bergus GR. Ambulatory blood

pressure monitoring [J]. South Med J, 2003, 96 (6): 563.

[25] Verdecchia P, Porcellati C, Schillaci G, et al. Ambulatory blood pressure: An independent predictor of prognosis in essential hypertension [J]. Hypertension, 1994, 34: 793.

[26] Verdecchia P. Prognostic value of ambulatory blood pressure [J]. Hypertension, 2005, 35: 844.

[27] Palatini P, Penzo M, Racioppa A, et al. Clinical relevance of nighttime blood pressure and of daytime blood pressure variability [J]. Arch Intern Med, 1992, 152: 1855.

[28] Sheps SG, Canzanello VJ. Current role of automated ambulatory blood pressure and self-measured blood pressure determinatons in clinical practice [J]. Mayo Clin Proc, 1994, 69: 1000.

[29] Broege PA, James GD, Pickering TG. Management of hypertension in the elderly using home blood pressures [J]. Blood Press Monit, 2001, 6 (3): 139.

[30] Eckert S, Horstkotte D. Comparison of Portapres noninvasive blood pressure measurement in the finger with intra-aortic pressure measurement during incremental bicycle exercise [J]. Blood Press Monit, 2002, 7 (3): 179.

[31] James GD, Bovbjerg DH. Age and perceived stress independently influence daily blood pressure levels and variation among women employed in wage jobs [J]. Am J Human Biol, 2001, 13 (2): 268.

[32] Garcia-Rio F, Racionero M, Pino JM, et al. Sleep apnea and hypertension [J]. Chest, 2000, 117 (5): 1417.

[33] Masding MG, Jones JR, Bartley E. Assessment of blood pressure in patients with Type 2 iabetes: comparison between home blood pressure monitoring, clinic blood pressure measurement and 24-h ambulatory blood pressure monitoring [J]. Diabet Med, 2001, 18 (6): 431.

[34] Pickering T. Recommendations for the use of home (self) and ambulatory blood pressure monitoring [J]. Am J Hypertens, 1996, 9: 1.

[35] Muller JE, Abela GS, Nesto RW, et al. Triggers acute risk factors and vulnerable plaques: The lexicon of a new frontier [J]. J Am Coll Cardiol, 1994, 23: 809.

[36] Owens PE, Lyons SP, O'Brien ET. Arterial hypotension: prevalence of low blood pressure in the general populaton using ambulatory blood pressure monitoring [J]. J Hum Hypertens, 2000, 14 (4): 243.

[37] Guidline committee. 2003 European society of hypertension – European society of cardiology guideline for the management of arterial hypertension [J]. J Hypertens, 2003, 21: 1011.

[38] 史载祥，黄柳华. 高血压及相关疾病中西医结合诊治 [M]. 北京：人民卫生出版社，2003.

[39] 蔡光先，朱克俭，韩育明，等. 高血压病常见证候临床流行病学观察 [J]. 中医杂志，1999, 40 (8): 492.

[40] 刘亦选，凌绍祥，刘小虹. 1239 例原发性高血压证候规律分析 [J]. 新中医，1993, 25 (10): 20.

[41] 杨守义. 高血压 [M]. 北京：人民卫生出版社，1987.

[42] 周文泉，于向东，崔玲，等. 部分高血压病患者证候和危险因素调查 [J]. 中国中西医结合杂志，2002, 22 (6): 457.

[43] 张天权，张伯纳. 1000 例高血压患者的舌象分析 [J]. 上海中医药杂志，1965, (7): 30.

[44] 李震生. 405 例高血压病患者舌象分析及临床实验观察 [J]. 河南中医，1982, (5): 46.

[45] 李震生. 高血压病患者舌质同血液动力学及

肾上腺皮质髓质激素的关系［J］. 中西医结合杂志, 1984,（4）：214.

[46] 何颂华, 李琳, 李培成. 高血压病舌象与血浆内皮素-1含量关系［J］. 辽宁中医杂志, 1996, 23（8）：343.

[47] 陈可冀. 高血压病弦脉及其机制的研究［J］. 中华内科杂志, 1962,（10）：638.

[48] 赵恩俭. 高血压病88例脉象图分析［J］. 天津医药, 1982,（1）：38.

[49] 周永莹. 62例原发性高血压病的弦脉的血液动力学观察［J］. 北京医学院学报, 1984,（2）：129.

[50] 黄焱明, 邓水明, 潘腊梅. 高血压病中医辨证分型与血液流变学关系的探讨［J］. 辽宁中医杂志, 1989, 13（3）：17.

[51] 吴奕强, 罗治华, 唐荣德. 高血压病血液变学变化与中医辨证分型的关系［J］. 新中医, 1994, 26（3）：10.

[52] 侯延丽. 123例高血压病血液流变学变化与中医辨证分型的关系［J］. 陕西中医, 2002, 23（8）：703.

[53] 朱国强. 高血压病的中医证型与血液流变学关系的临床研究［J］. 南京中医药大学学报, 1997, 13（3）：143.

[54] 王彤. 原发性高血压病脉图血流动力学与中医辨证关系的研究［J］. 江西中医药, 1997, 28（3）：17.

[55] 张玉金. 高血压病辨证分型和血液动力流变学的关系［J］. 辽宁中医杂志, 1998, 25（11）：507.

[56] 王莉娅, 张婕, 朱丽华, 等. 高血压病患者P波终末电势与中医证型关系［J］. 南京中医药大学学报, 2000, 16（1）：20.

[57] 金益强, 胡随瑜, 鄢东红, 等. 高血压肝阳上亢证的分子机理研究［J］. 中国中西医结合杂志, 2000, 20（2）：87.

[58] 郑关毅, 洪华山, 韦立新. 原发性高血压辨证分型与调节肽关系的研究［J］. 中国中西医结合急救杂志, 2000, 7（5）：297.

[59] 张玲瑞, 刘淑云, 白智峰, 等. 原发性和肾性高血压中医证候衍变规律及实质的探讨［J］. 辽宁中医杂志, 1992, 19（9）：18.

[60] 李泓, 张济颖, 胡宪蕴. 肾素-血管紧张素-醛固酮、血浆心钠素水平在原发性高血压中医分型的研究［J］. 天津中医, 1989, 6（3）：12.

[61] 高喜源, 包桂英, 张雪峰, 等. 高血压病中医辨证分型心钠素肾素血管紧张素醛固酮系统的测定［J］. 实用中西医结合杂志, 1998, 11（12）：1059.

[62] 郭磊磊, 周英, 郑本德. 高血压患者左心室重量指数与中医分型的关系. 浙江中西医结合杂志, 2002, 12（4）：211.

[63] 陈健, 林金田, 林松波. 高血压中医辨证分型ET及TXA$_2$-PGI$_2$的关系［J］. 四川中医, 1999, 17（7）：10.

[64] 陈金秒, 杨利军, 吕建设, 等. 不同证型原发性高血压患者血浆内皮素及血小板α-颗粒膜蛋白含量的实验研究［J］. 现代中西医结合杂志, 2000, 9（18）：1751.

[65] 王宗繁, 高大运, 胡秋华. 对高血压病人不同证型心肌耗氧指数变化的实验观察［J］. 医学理论与实践, 1999, 12（8）：440.

[66] 王清海, 陈宁, 李爱华, 等. 血管活性物质与高血压病病人不同证型相关的临床研究［J］. 中西医结合心脑血管病杂志, 2003, 1（12）：683.

[67] 梁东辉, 张瞽, 李小敏, 等. 高血压病中医辨证分型与血脂水平关系的探讨［J］. 辽宁中医杂志, 1996, 23（4）：148.

[68] 邵春林, 刘永明, 沈琴峰. 高血压病中医辨证分型与胰岛素抵抗及脂代谢关系探讨［J］. 河北中医, 2004, 26（3）：171.

[69] 黄俊山, 白介辰, 黄国良, 等. 高血压病患者血清胰岛素、C肽水平与中医辨证分型的关系［J］. 中国中西医结合杂志, 2000, 20（3）：190.

[70] 刘惠文, 张铁忠, 李光伟, 等. 高血压病患者胰岛素抵抗与中医辨证分型的相关性研究［J］. 中国中西医结合杂志, 1999, 19（4）：200.

[71] 王芸素，陈宏，王圭. 高血压病辨证分型与胰岛素抵抗的关系 [J]. 中西医结合心脑血管病杂志，2004，2 (10)：611.

[72] 夏大胜，尤劲松，胡随瑜. 原发性高血压肝阳上亢证、肝肾阴虚证患者动态血压分析 [J]. 湖南医科大学学报，2000，25 (2)：149.

[73] 张荣珍，郑梅生，郑云菊，等. 24 小时动态血压变化规律与肝阴虚肝阳亢的关系 [J]. 安徽中医临床杂志，2001，13 (5)：334.

[74] 胡敬宝，徐涛. 高血压病动态血压与中医辨证分型的关系 [J]. 河南中医，2003，3 (10)：15.

[75] 杨海燕，金艳蓉，杨红. 原发性高血压病辨证分型与 24 小时动态血压关系 [J]. 中国中医药信息杂志，2004，11 (1)：23.

[76] 中华人民共和国卫生部颁布. 中药新药临床研究指导原则·第 1 辑. 1993：28.

[77] 古炽明，丁有钦. 高血压病证候文献分析述评 [J]. 中医药学刊，2003，21 (7)：1157.

[78] 蔡光先，朱克剑，韩育明. 高血压病常见证候临床流行病学观察 [J]. 中医杂志，1999，40 (8)：492.

[79] 王崇行，徐定海，钱岳晟. 高血压病心气虚血瘀型病理生理基础及气功治疗 [J]. 中国中西医结合杂志，1995，15 (8)：454.

[80] 彭丽辉，冯玲媚，陈筑芳，等. 艾灸对高血压病患者血压及 NO、ET、SOD、MDA 的影响 [J]. 中国针灸，2004，24 (3)：157.

[81] 王振涛，韩丽华. 中医治疗高血压若干思考 [J]. 中国中西医结合杂志，2003，23 (9)：709.

[82] Abbott Laboratories. Product Information：Corlopam (fenoldopam mesylate injection). Abbott Laboratories. North Chicago, IL, USA, 2002 Nov.

[83] Braunwald E, Zipes DP, Libby P. Therapy for hypertensive crisis. In：Heart disease：A textbook of cardiovascular medicine. 6th ed. Philadelphia (PA)：W. B. Saunders Company, 2001：991-992.

[84] Chobanian AV, Bakris GL, Black HR, et al. Seventh report of the joint National Committee on prevention, detection, evaluation, and treatment of high blood pressure. Hypertension, 2003, 42：1206-1252.

[85] Guidelines Committee. 2003European Society of Hypertension-European Society of Cardiology guidelines for the management of arterial hypertension. J Hypertens, 2003, 21：1011-1053.

[86] Ministry of Health (Singapore). Clinical practice guidelines：Hypertension. 2001 Jun.

[87] National institutes of Health, National Heart, Lung and Blood Institute, National High Blood Pressure Education Program. JNC 7 Express：The seventh report of the Joint National Committee on the prevention, detection, evaluation & treatment of high Blood pressure. 2003 May.

[88] National institutes of Health, National Heart, Lung and Blood Institute, National High Blood Pressure Education Program. JNC 6 Express：The sixth report of the Joint National Committee on the prevention, detection, evaluation & treatment of high Blood pressure. 1997 Nov.

[89] World Health Organization, International Society of Hypertension Writing Group. 2003 World Health Organization (WHO) / International Society of Hypertension (ISH) satement on management of hypertension. J Hypertens, 2003, 21：1983-1992.

[90] Naron J, Marik P. Clinical review：the management of hypertension crises. Crit Care, 2003 Oct. 7 (5)：374-384.

[91] Naron J, Marik P. The diagnosis and management of hypertension crises. Chest 2000，118：214-227.

[92] 许俊堂，胡大一. 高血压危象不同临床类型的处理 [J]. 中国医刊，2002，37 (10)：21-23.

[93] 祝光礼，钱宝庆，等. 阴阳两虚型高血压患者动态血压变化特点与靶器官损害相关性的临床研究 [J]. 浙江临床医学，2004，6 (2)：90-91.

[94] 张鹤年，王永炎. 对小中风——缺血性中风先兆证防治的研究. 中国中医急症，1995，4 (2)：93.

[95] Parati G, Ulianl L, Santucciu C, et al. Chnical value of blood pressure variability. Blood press, 1997, 2 (suppl)：91-96.

[96] Kario K, Pickering TG, Umeda Y, et al. Moming surge in blood pressure as a predictor of silent and clinical cerebrovascular disease in elderly hypertensives：a prospective study. Circulation, 2003, 107：1401.

[97] William J, Elliott MD. Circadian variation in the timing of stroke onset. Stroke, 1998, 29 (5)：992.

[98] Ojala S. Chronotherapy in cardiovascular disease [A]. In：Huikuri HV eds. Update in cardiovascular system [M]. Netherlands：Sythoff & Nordhoff, 2000, 955.

[99] 吕连强. 时辰药理学和时辰治疗学的研究进展. 中华医药杂志，1994，74 (2)：121.

[100] Tamura K, Okutani M, Kohno I, et al. Chronotherapy for coronary heart disease. Jpn Heart J, 1997, 38 (5)：607.

[101] Zakopoulos N, Stamatelopoulos S, Moulopoulos S. Effect of hypertensive drugs on the circaclian blood pressure pattern in essential hypertension：a comparative study. Cardiovascular Drugs & Therapy, 1997, 11：795-799.

[102] Neutel JM. The importance of 24-h blood pressure control. Blood Pressure Monitoring, 2001, 6：9.

[103] Mancia G, Parati G. Ambulatory blood pressure monitoring and organ damage. Hypertension, 2000, 36：894-900.

[104] 王进，熊辉. 中西医结合治疗顽固性高血压 36 例 [J]. 实用中医内科杂志，1999，13 (1)：13-14.

[105] 李吉梅. 针刺为主治疗顽固性高血压 25 例 [J]. 河南中医，2005，25 (1)：63-64.

[106] 商燕畦，辛玲芳，荆萍，等. 中西医结合护理常规 [M]. 湖北：湖北科学技术出版社，2004.

[107] 夏泉源. 内科护理学 [M]. 北京：人民卫生出版社，2004.

[108] 殷磊. 护理学基础 [M]. 北京：人民卫生出版社，2002.

[109] 金大鹏. 护理常规 [M]. 北京：中国协和医科大学出版社，2002：46.

[110] 张正浩，王桂祥. 实用中西医结合护理学 [M]. 北京：中国中医药出版社，1998.

[111] 叶任高. 内科学 [M]. 北京：人民卫生出版社，2004.